中国国际太极·瑜伽大会推荐瑜伽练习指导书

天天瑜伽
减脂瘦身

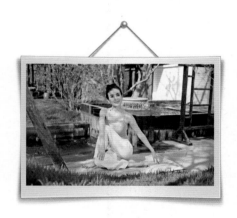

林晓海 编著

青岛出版社
QINGDAO PUBLISHING HOUSE

图书在版编目（ＣＩＰ）数据

天天瑜伽. 减脂瘦身 / 林晓海编著. —— 青岛：青岛出版社, 2016.11
ISBN 978-7-5552-4949-8

Ⅰ. ①天… Ⅱ. ①林… Ⅲ. ①瑜伽—减肥—基本知识②瑜伽—美容—基本知识
Ⅳ. ①R793.51

中国版本图书馆CIP数据核字(2016)第286977号

书　　名	天天瑜伽. 减脂瘦身
编　　著	林晓海
出版发行	青岛出版社
社　　址	青岛市海尔路182号（266061）
本社网址	http://www.qdpub.com
邮购电话	13335059110　0532-68068026
策划组稿	刘海波　周鸿媛
责任编辑	王　宁
特约编辑	刘百玉　孔晓南
校　　对	宋总业
设计制作	美型社图书工作室
摄　　影	美型社·张　旭
制　　版	青岛艺鑫制版印刷有限公司
印　　刷	青岛炜瑞印务有限公司
出版日期	2017年3月第1版　2017年3月第2次印刷
开　　本	16开（710毫米×1000毫米）
印　　张	10
字　　数	100千
图　　数	520幅
印　　数	7001-12100
书　　号	ISBN 978-7-5552-4949-8
定　　价	32.80 元（配光盘）

编校质量、盗版监督服务电话 4006532017　0532-68068638
建议陈列类别：美容美体类 体育健身类

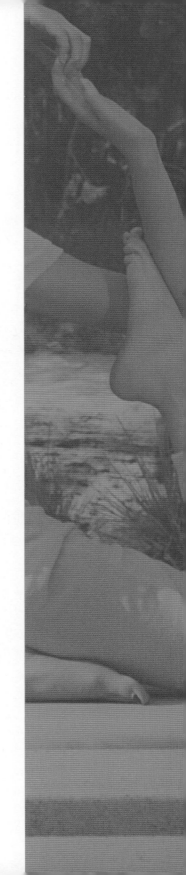

YOGA

编者序

　　瑜伽在现代中国的发展，应该说是在千禧年之后才正式开始。"非典"这一特殊的时期，成为中国瑜伽行业发展的第一个高峰期，也使瑜伽在全世界的发展达到高峰。学习运动康复医学的我，很早就接触了瑜伽，并于 2000 年筹建了中国第一家专业瑜伽机构。据推测，如今在中国习练瑜伽的人群超过千万，常年坚持习练的人员达上百万，瑜伽从业者的数量则超过 10 万。为了帮助更多的瑜伽爱好者科学、合理、有效地习练瑜伽，少走弯路，我们特意出版了本套丛书。

　　瑜伽具有五千多年的历史。按照印度人的说法，瑜伽揭示的是宇宙的奥秘，能帮助我们认知生命的本源。这样的说法是属于哲学层面的，对于大多数读者来讲是难于立刻理解的。经典的瑜伽训练包含八个步骤：禁制、遵行、体位、调息、制感、执持、冥想、三摩地。如今瑜伽正在散发着全新的魅力，它是现代人可以选择的一种能真正获得身心健康的健身方式。那些坚持瑜伽习练几年，哪怕只有几个月的人，无论是身材、容貌、气质，还是言谈举止，甚至是性格、生活方式都发生了很大的变化。这也正是瑜伽的魅力所在。本次出版的这套瑜伽丛书，包含《天天瑜伽：塑形美体》《天天瑜伽：减脂瘦身》《天天瑜伽：气血养颜》《天天瑜伽：养生祛病》《天天瑜伽：减压排毒》《天天瑜伽：气质修炼》6 册。这套丛书按瑜伽功效进行分类，希望能够有重点地帮助都市人解决常见问题，借助瑜伽体位训练、呼吸引导、冥想放松的方式，带给大家一个全新的自我。

　　为了满足人们自我学习的需求，本套丛书动作设计由易到难，而且配有由全国瑜伽大赛冠军演示的标准动作教学视频，让读者在家就可以找到上了一节专业瑜伽课的感觉。由于瑜伽习练存在个体差异，不同人群习练的感受可能并不完全相同，对于想进一步学习专业瑜伽的人，我们建议选择有资质认证的专业老师进行面对面地学习。

　　最后，用十六个字与大家分享我近二十年瑜伽习练的心得，希望对大家的瑜伽学习有所增益："静觉心灵，瑜伽愉悦，一呼一吸，超绝超然！"

林晓海

2016 年 9 月

目录 CONTENTS

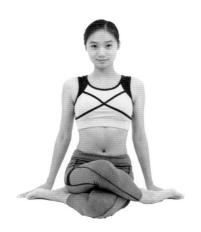

第三章
3

瑜伽饮食

附录

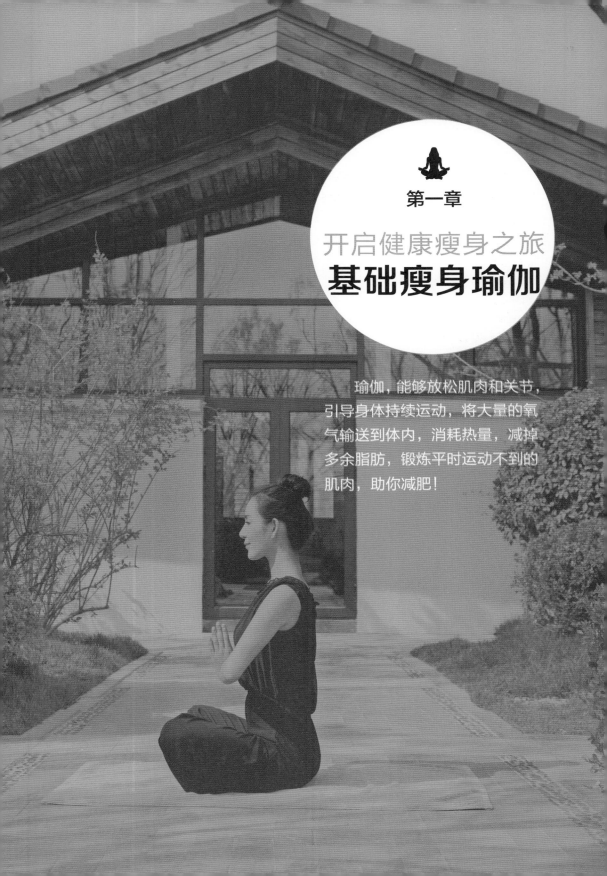

第一章

开启健康瘦身之旅
基础瘦身瑜伽

瑜伽，能够放松肌肉和关节，引导身体持续运动，将大量的氧气输送到体内，消耗热量，减掉多余脂肪，锻炼平时运动不到的肌肉，助你减肥！

什么是瑜伽

瑜伽是调节身体、清净心绪的运动

瑜伽是一项静谧而优雅的运动，其寓意为"联接""合而为一"，旨在平衡。瑜伽并非单纯的、机械化的伸展训练，它还可以调节身心，集中注意力。通过训练肢体进行协调而柔和的伸展运动，会使我们的身体更灵活。并且，瑜伽对于人体的中心柱——脊柱有着滋养作用，修炼瑜伽可以让脊柱更挺拔，整个人也充满了向上的活力。

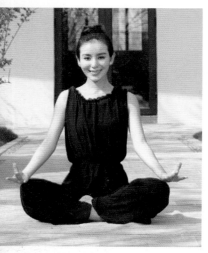

瑜伽并不只是一项时下流行或追求时髦的健身运动。瑜伽构建在古印度哲学的基础上，经过数千年的演化，从心理、生理到精神上的戒律修身已经成为古印度文化的重要组成部分。古代的瑜伽信徒发展完善了瑜伽体系，他们深信通过伸展身体和调控呼吸，有助于调节心智和情感，保持健康！

五千年前，印度高僧们经常隐居于深山中，远离尘嚣，静坐参禅。在长期单一宁静的生活中，僧人们从观察山林的生命中领悟到了不少大自然的奥妙和生态法则，再将自然界的生态法则引用、借鉴到自身，从而逐步地去感应身体由内而外发生的微妙变化。于是他们渐渐领悟并懂得了如何与自己的身体对话，从而明白如何探索自己身体的奥妙，以达到修身养性、洁净身心的境界。然后，他们开始研究如何保护和调理自身健康，以及医治疾病、创痛的方法。经过几千年的钻研和归纳，人们逐步衍化、整理出了一套完整、确切、实用的理论，用于调节身体、清净心绪，这就是瑜珈。

瑜伽不仅是一种运动，更是一种文化。其英文 Yoga 一词，是从印度梵语"yug"或"yuj"（是一个发音）而得，意思是"一致""结合""和谐"。瑜伽就是一个提升自我修行和帮助人类充分发挥潜能的运动体系。瑜伽的姿势通常古朴且易于掌握，能帮助人们改善和净化内心、情感及精神，能让身体与精神达到和谐统一。古印度人讲究天人合一，他们将各种瑜伽理念融入日常生活并奉行不渝：道德伦理、清醒头脑、责任、无欲无求的淡然思想等。

第二节　为什么练习瑜伽能减脂瘦身
瑜伽是静态有氧训练

有针对性地练习瑜伽可以消除身体各部位多余的脂肪，提高大脑活力，有利于大脑支配各个器官，调节内分泌系统，使减脂效果明显且持久。坚持练习瑜伽，不仅有助于雕塑身体曲线，达到塑身、减肥的目的，还具有保健功效。

瑜伽能有效调节人体内分泌系统、促进新陈代谢

我们在练习瑜伽的过程中，通过对身体的扭转和挤压，能有效按摩腹部器官、刺激内分泌腺体，从而促进肠道蠕动、调节内分泌、加速脂肪消耗、减少身上赘肉。甲状腺与人体新陈代谢有着直接关系，瑜伽中的一些体位特别适合调整甲状腺分泌功能，从而起到瘦身效果。

另外，练习瑜伽可以加速身体血液循环，促进新陈代谢，让我们在减少脂肪的同时，得到较好的肌肉质量与较高的身体活力水平。

瑜伽呼吸有助于燃烧体内多余脂肪

瑜伽中有许多动作可以练习呼吸，促进胸部肌肉扩张，使呼吸道畅通，帮助肺部吸入更多新鲜氧气。瑜伽深呼吸能增加体内细胞的氧气吸收量，通过强化氧化作用来燃烧更多脂肪，提高肺部的清洁能力；同时使受到过敏影响的鼻道、鼻窦、肺部等部位呼吸调控能力提高，清理身体内的代谢废物，达到消耗脂肪的目的。

瑜伽的腹式呼吸能有效控制脑部摄食中枢，防止我们过度进食，帮助练习者形成良好的饮食习惯。坚持练习瑜伽，练习者在饮食方面会逐渐偏向于清淡的食物，这样能更有效地辅助瘦身。

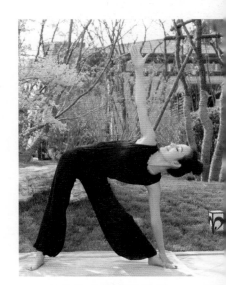

正确的呼吸可以缓解肌肉紧张，有利于进一步扩大瑜伽动作的运动幅度，从而将瘦身效果最大化。

瑜伽有助于释放压力，消除肥胖

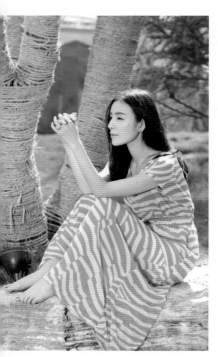

多练习瑜伽可以排除体内过多的胆固醇和脂肪，使血压恢复正常、心脏变得强健，更容易保持青春和活力。

瑜伽通过提升意识来帮助人们充分发挥身体潜能。瑜伽体式运用古老而易于掌握的技巧，改善人们生理、心理、情感和精神方面的能力，从而达到身体、心灵与精神的和谐统一。瑜伽是生理上的动态运动与心灵的练习，也是一种可以应用于每天的生活哲学。瑜伽通过把感官、身体与有意识的呼吸配合起来来实现对自身的控制。这些技巧不仅能锻炼肌肉和骨骼，还能强化神经系统、内分泌腺体和主要器官的功能，激发人体潜能，促进身体健康。

人体的神经系统、内分泌腺体和主要器官的状况决定着一个人的健康程度。有规律的瑜伽练习有助于消除心理紧张感，避免由于疏忽身体健康或提早衰老而造成的体能下降。因此，练习瑜伽能保持大脑活力，令思维清晰。

现代生活节奏快，竞争激烈，压力较大。当压力超过我们所能承受的限度时，身体就会感到紧张不适，导致自身免疫力下降和体力不支，有时还包括肌肉紧张、疲累不堪、呼吸短促或心理上的挫败感，甚至神志不清等症状。

瑜伽包含伸展、力量、耐力和强化心肺功能的练习，能协调整个机体的功能，在促进身体健康的同时增加身体的活力，使身体更协调、平衡，从而有效消解压力，从精神上消除肥胖之源。

第三节　瑜伽练习注意事项

正确选择练习场所、时间、服装

瑜伽虽然不是激烈的运动，但是它在舒缓的动作中会调动全身的肌肉。很多初学者过于关注体位，忽略了一些最基本的瑜伽要领，结果达不到预期目标。我们要正确完成动作，使身心受益并避免身体受伤，就要遵循一定的规则。只有将练习的时间、环境、身心状态、呼吸、精力等要素正确配合起来，才能获得更好的练习效果。

练习瑜伽的场所

瑜伽被称为最自然的"绿色有氧运动"，练习时要选择安静、清洁、空气新鲜的地方，尽量离开房间到大自然中去。但需要注意的是，不要在灼热的阳光下练习瑜伽，以免中暑，适得其反。

平时，大部分瑜伽练习者只能选择在房间中练习瑜伽，对于他们而言室内环境的调试就更重要了。保持室内空气的流通对于调息练习尤为重要。在此建议瑜伽练习者养成开窗通风的习惯，练习瑜伽时可以在室内摆放几株绿色植物。

如果在晚上练习瑜伽，室内灯光可以调得自然柔和些，也可用烛光或香薰炉，但香薰的气味要淡雅、纯净，这样易于镇静神经，也可增加情趣。

练习瑜伽时应赤足，但最好不要在光滑冰冷的地板上做各种瑜伽动作，这样容易着凉和滑倒，给自己造成不必要的伤害，并且冰冷坚硬的地板也可能使关节受伤。练习时，地面需铺上松软的毯子或是专业的瑜伽垫，柔软度控制在能轻松地保持站立姿势即可，千万不能因毯子过于松软而导致脚下打滑摔倒。在练习坐姿的瑜伽姿势时可以使用蒲席，这样既有利于身体保持平衡，增强瑜伽练习效果，还能有效防止疲劳。

练习场地应足够宽敞，确保向各个方向伸展四肢均有足够的空间，不会碰到任何东西，以防受伤。练习时必须保持安静，让心绪沉静下来，避免与人交谈。播放轻柔的音乐，可以使身心放松的同时更好地集中注意力。

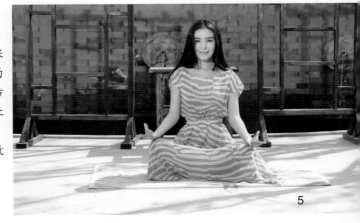

练习瑜伽的时间

瑜伽练习者应该选择自己最为方便的时间，且争取每天都在同一时间段练习瑜伽。另外，练习瑜伽时，身体要保持正常和安静状态。

清晨、早饭之前是练习瑜伽的最佳时间。傍晚或是其他时间也可练习，但要保证在空腹或食物完全消化以后再进行。即饭后三到四小时，或吃入流质食物、喝饮料半个小时后练习。

事实上严格的瑜伽练习时间是这样规定的：早晨在太阳出来以前练习，中午在太阳到头顶时练习，晚上在日落以后练习，凌晨在入夜十二点时练习。

练习者身体不适或是生病时，尽量不要练习动作幅度过大的体式，也可以完全不练习。有时间和精力的话，可以尽可能地多加练习，不过也绝不能超出身体的负荷。

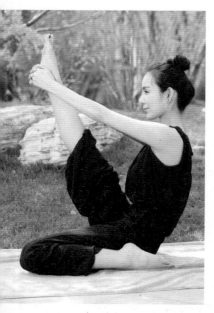

在做瑜伽练习时切忌穿塑身内衣，身上也不要佩戴任何饰品。

练习瑜伽的服装

由于瑜伽运动最注重身体的柔韧性，因此瑜伽服的选择以修身柔软为主，可以选取极富弹性、手感柔软顺滑的面料。瑜伽服有背心、中袖上衣、长裤及外套等类型，选择一套适合自己的瑜伽服装，可令瑜伽练习不仅是身心的舒展，更是一种视觉的享受。

瑜伽上衣要根据自身气质来选择。瑜伽服讲求的是灵性，体会的是舒适，感受的是禅趣。因此，在选购瑜伽上衣时，只要多注重一些细节，如颜色的搭配和剪裁等，就能选出符合您独特气质的服装。

至于瑜伽裤，可以选择抽绳松身长裤，也可以选择具有运动风格的针织休闲裤，这样既可以在居家环境中穿又可以在练习瑜伽时穿，一举两得。此外，还可以选择棉麻布料的裤子。时下流行的七分裤、五分裤都是不错的选择，既柔软舒展又具有度假风，能展现出时髦的一面。

袜子方面，只要地不是太凉，最好别穿；如果要穿，注意选择防滑的袜子。

练习瑜伽的工具

当我们无法完成某些动作时，可以使用瑜伽垫、瑜伽砖、瑜伽球、瑜伽带等工具来辅助练习。另外，可以将靠垫放于头颈下方，起到保护颈部的作用。使用工具可以帮助我们循序渐进地练习，把握体式的科学性和精准性，更准确地掌握体式传达给身体的感觉，从而让身体真正从瑜伽中受益。

■ 瑜伽垫

瑜伽垫柔软且富有弹性，并且它的防滑作用能让您的站立和盘坐更安全、稳定。将瑜伽垫平铺在地面上做瑜伽练习，可以防止脊椎、脚踝、髋骨、膝关节等部位的碰伤，起到保护身体的作用。

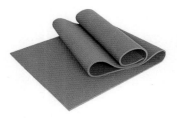

■ 瑜伽砖

瑜伽的一些体位，可以利用双脚或双手夹紧瑜伽砖来增强运动功效。当弯腰手够不着地面时，还可以用瑜伽砖来补足长度。如果没有瑜伽砖，也可以用厚的书本来代替。

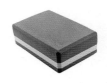

■ 瑜伽球

瑜伽球可以用来协助锻炼身体的平衡感，增强身体对肌肉的控制能力，提高身体的柔韧性和协调性。利用瑜伽球，我们还可以做很多伸展身体的运动，不但能避免肌肉酸痛，当人与球充分接触时，还有按摩作用。

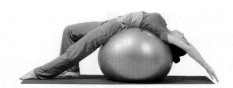

■ 瑜伽带

瑜伽带不具有弹性，除可帮助筋骨伸展及延长姿势停顿时间外，还可借由伸展带紧实地扣住身体，空出两只手来做延展动作。瑜伽带最好选择双扣环式的。在练习腰部弯曲或腿部伸展动作时，可将瑜伽带作为腰部依靠力或提脚之用。

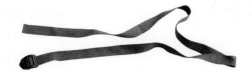

提示： 练完瑜伽体式后，建议做全身按摩，尤其是关节按摩。按摩完毕，做放松姿势至少2分钟。做完放松姿势后，至少在10分钟内不要直接碰水。因为在练习瑜伽时，我们不光靠口鼻呼吸，皮肤也参与其中，练习后皮肤的毛孔随之张开。如果马上沐浴，无论冷水或热水都会给皮肤造成强烈的刺激，增加心脏的负担。

瑜伽呼吸法有助减脂

天时地利人和，才能达到效果

瑜伽练习过程中需要配合正确的呼吸法，这是瑜伽比其他运动效果明显的原因之一。使用正确的呼吸法可以促进身体的血液循环，缓解肌肉及神经紧张。瑜伽练习者应根据动作选择与之相应的呼吸方式，可以令身体运动更舒适、自如。

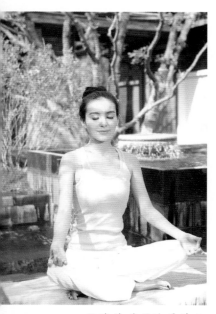

正确的呼吸法是瑜伽冥想成功的前提。

瑜伽是一项神奇的养生运动，能在调理身体的同时养益心灵。瑜伽基本呼吸法更能使人们的精神得到放松，从而起到修身养性的效果。对于瑜伽来说，呼吸并非单纯地吸取氧气、呼出二氧化碳。呼气是将体内的负面能量排出，吸气是摄取对人体有益的正面能量，所以我们可以认为它是一种具有特殊意义的锻炼。随着年龄、生存环境等因素的改变，我们的呼吸会渐渐变得短浅而急促，基本上只用了肺的四分之一。这样会造成体态不良、亚健康等状况。坚持进行正确的呼吸法练习，不仅能在做体式时将练习效果最大化，还能消除身体与精神上的疲劳与压力，从而缓解各种疾病，让身心更舒畅。

瑜伽基本呼吸法：腹式呼吸

在瑜伽呼吸法中，腹式呼吸是最基本的呼吸方法。顾名思义，腹式呼吸就是靠腹部的收缩与扩张使横膈膜升起或下降，从而使空气进入肺部或从肺部排出的呼吸方法。进行腹式呼吸可以使平时无意识进行的浅、短呼吸变成较深的缓慢呼吸。并且，由于缓慢的呼吸法可以使人体摄取大量氧气，并有效按摩内脏，可以使精神与身体得到放松，充分补充能量，因此，它可以唤醒那些至今仍然沉睡的生命力，使身体与精神更具活力。

腹式呼吸法减脂原理

　　瑜伽的腹式呼吸能最大限度地将吸入的氧气提供给身体的各个器官，能强化腹肌，并使我们的身心得以放松、平静。腹式呼吸不仅能修身养性，更有助于减脂塑身。

　　瑜伽呼吸法瘦身，就是通过专业的养生呼吸程序，让练习者的身心通过自我调节得到锻炼；充分发挥及调动人体整体机能，使基础代谢率明显提高，在没有任何思想压力之下、在畅快地一呼一吸中轻松减去多余脂肪。同时，练习呼吸减脂法不需要占用很大的空间，方便易做，是目前非常流行的减脂方式。

　　练习腹式呼吸时，我们体内会产生一种物质，能消除活性氧并且增强血管的功能。当你做腹式呼吸法活动横隔膜时，能够促进身体血液循环和新陈代谢，使体内多余脂肪得到燃烧，从而达到减脂塑身的目的。

　　腹式呼吸随时随地都可进行，只要每天坚持练习，一定可以让练习者又瘦又健美。

腹式呼吸法练习要点

平躺在垫子上，双腿分开与肩同宽，手放在腹部上感受呼吸，慢慢地吸气、呼气：吸气时，手会感到腹部向上鼓起；呼气时，腹部内收，将肺内的浊气完全排出；连续做5~10次。

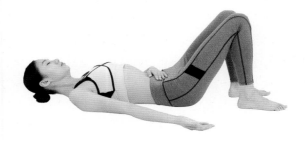

　　提示：

　　1.用鼻子吸气、呼气，掌握好呼吸的节奏。

　　2.对于初学者来说，可以吸气2秒、呼气2秒；掌握后，过渡到吸气3秒、呼气3秒；如此逐步增加呼吸时间。

　　3.腹部呼吸宜每次练习5~15分钟，熟练掌握后，可延长至30分钟。

　　4.有长期运动习惯的人，屏息时间可适当延长，呼吸节奏尽量放慢、加深；没有长期运动习惯或身体较为虚弱的人，可以不屏息，但气要吸足，吐气依然需缓慢加深。每天宜练习1~2次腹式呼吸，坐式、卧式、走式、跑式皆可，练至微微出汗即可停止。呼吸过程中口里如有津液溢出，可徐徐咽下。

三大瑜伽冥想法

用瑜伽调节心绪

"冥想"在瑜伽中有"警觉"的意思，是一种思考方式，我们可以通过冥想与自我潜意识的沟通达到减压和心灵美容的目的。瑜伽的"冥想"就如同我们面对一个湖，若湖面平静则清澈见底；若湖面动荡，那什么也看不到了。思维也是如此，只有当思维平静时，我们才能看到和感受到内心的平和与宁静。

瑜伽冥想是一种确保身体与精神两个方面都受益良多的练习方式。瑜伽冥想能使练习者达到心境平和的状态，助他们思考、面对自身的烦恼和恐惧，放弃那些对人体健康极具摧残力的坏习惯。实验研究表明，当人进入冥想状态时，大脑的活动会呈现出规律的 α 脑波，此时人的想象力、创造力与灵感会源源不断地涌出，人们对事物的判断能力、理解能力会大幅提升，身心会呈现出安定、愉悦的状态。

三大瑜伽冥想法

1. 观呼吸。练习者可以把专注力放在平稳、深长的呼吸上，并慢慢地缩小注意力范围。可将注意力集中在某处，如鼻尖或是鼻尖外那一小块地方，然后均匀地吸气、吐气。练习者只需仔细去感觉、体会每个吸吐之间的变化，其他则什么都不考虑。

2. 观外物。练习者可以半闭眼睛，适当放松，把余光集中在眼前约一尺之遥的定点上。瞩目的焦点可以是一张图，也可以是一盏烛光。尽量选择一些有利于精神集中的物品，越单纯越好，颜色尽量单一、简洁、明快，以免分心。注视它一阵后，练习者可缓缓地闭上眼睛，但心中仍想着那个单纯的影像，依旧保持平顺的呼吸。

3. 内观。内观可以看到比自己内心深处更深层的地方，除了之前观呼吸中介绍的将注意力集中在鼻尖附近外，还可专注在自己的内心。若练习过程中心中有杂念产生，要回来观原先的定点，不要让注意力就此分散掉，要始终保持静心安宁的状态。

瑜伽冥想的要点

冥想的时间不宜太长，尤其是对于初学者，能专注地冥想 5 分钟已非常有成效，不要急于求成，等到适应和熟悉冥想方法之后，再慢慢延长每次冥想的时间即可。不过要注意的是，我们虽观想某处，但身体和心情是要绝对放松的，不要不自觉地皱眉或握拳，要尽量放松自己的面部。

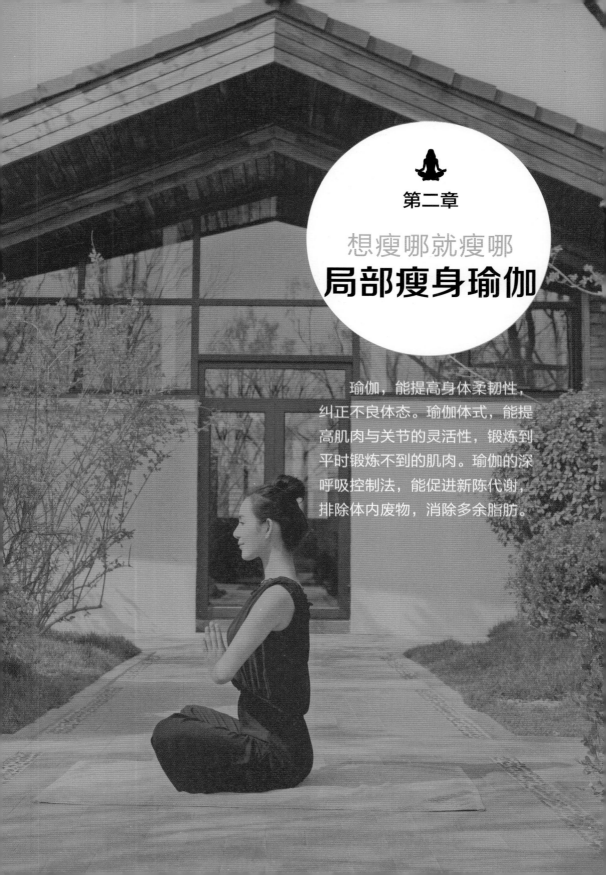

第二章

想瘦哪就瘦哪
局部瘦身瑜伽

瑜伽，能提高身体柔韧性，纠正不良体态。瑜伽体式，能提高肌肉与关节的灵活性，锻炼到平时锻炼不到的肌肉。瑜伽的深呼吸控制法，能促进新陈代谢，排除体内废物，消除多余脂肪。

瘦脸瑜伽
速成瓜子脸

女生都渴望拥有一张瓜子脸，巴掌大的小脸是提升女性魅力、增加气质不可或缺的法宝。本小节将介绍一套瘦脸瑜伽，有利于改善面部轮廓和皮肤健康，减掉大饼脸，在快速打造瓜子脸的同时使肌肤更加细嫩。

瑜伽体式 **1.**

狮子式

呼吸方法 **腹式呼吸**　练习次数 **3次**

狮子式能使面部肌肉得到纵向伸展、强化，预防面部皮肤松弛下垂；能通过振动声带和喉头，使其得到按摩，改进音质，防治咽炎、扁桃体炎；能使面部和颈部的腺体受益。

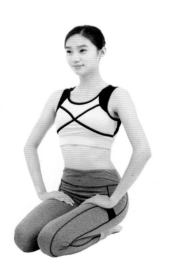 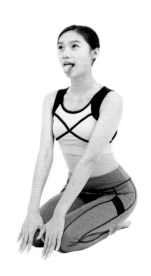

❶ 跪坐，脊柱挺直，臀部坐在脚后跟上，双手放于大腿根部，指尖朝内。

❷ 身体缓缓前倾，双手手指张开，放于双膝边缘，眼睛睁大并向上看；张开嘴巴，伸出舌头，尽量使舌头触及下巴；用嘴巴呼吸3次，再慢慢将舌头收回；闭上嘴巴，用鼻孔吸气。

\提示/
>> 吐气时应用力发出"啊——"的声音，就如同狮子的吼声，将身体内的废气呼出体外。

瑜伽体式 2.　叩首式

呼吸方法 腹式呼吸　练习次数 5 次

　　叩首式可使血液充分流到头部，促进头部血液循环，加速新陈代谢，从而起到消除脸部多余脂肪、收紧下巴肌肉的作用；还能缓解颈部、肩部和背部疲劳。

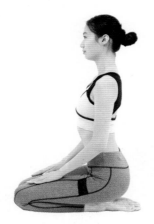
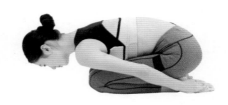

❶ 采用金刚坐姿坐于垫子上，调整好呼吸，双手放于大腿上。

❷ 吸气，上身缓缓前倾，直至额头触地，臀部贴住脚跟，双手放于脚后跟处，抱住脚心。

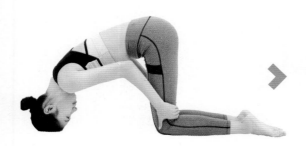
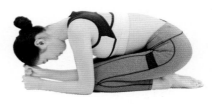

❸ 吐气，臀部抬起，背部慢慢向前推，直至大腿与小腿垂直；头顶着地，双手用力抱住膝盖窝。

❹ 恢复跪姿，臀部坐回脚跟，双手握拳，交叠放于垫子上，将额头放于拳头上，慢慢放松。

\提示/

>> 如果练习时出现头晕或胸闷等症状，应缓缓抬头，并调整好呼吸。

>> 患有眼疾、耳疾、高血压的人不可做此动作。

3. 双角式

呼吸方法 **腹式呼吸**　　练习次数 **5 次**

双角式能加速面部新陈代谢，具有清除面部赘肉的功效。另外，头部下垂的动作，能改善脑部血液循环，缓解脑部压力。

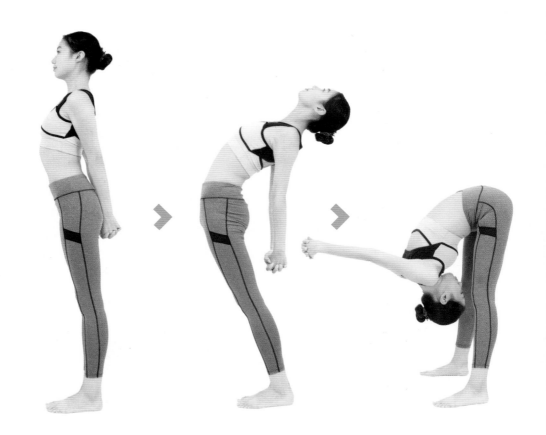

1 站立，双腿并拢，双手于身后十指交叉。

2 先吐气再缓缓吸气，上身尽量后仰，手臂向下伸直。

3 吐气，上身向前弯曲，腰部与下身垂直；头部向双腿靠拢，双手尽量上举；保持此姿势数秒后缓缓吸气，还原身体。

＼提示／

>> 练习时注意身体的平衡。

4.

铲斗式

呼吸方法 腹式呼吸　　练习次数 3 次

　　铲斗式可加快血液循环，有效改善面部浮肿现象；可缓解眼部疲劳，使面色红润。

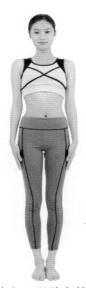

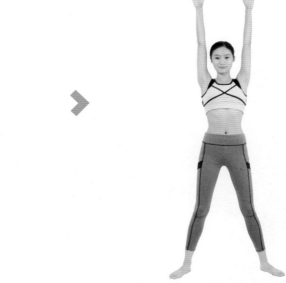

❶ 山式站立，双臂自然垂于体侧，调整呼吸。

❷ 双脚分开约两肩宽，两臂向上伸直，挺直脊背。

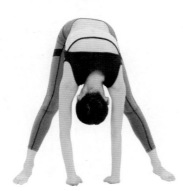

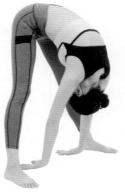

❸ 吸气，以腰部为轴，上半身迅速地向前向下弯曲；双臂带动上半身在两腿间像铲斗车掘土一样前后摆动至少10次。

❹ 呼气，手臂摆动时一定要带动上半身运动，将下背部、中背部、上背部、颈部和头部依次向上抬起。

肩倒立式

呼吸方法 腹式呼吸 **练习次数 3 次**

肩倒立式能使面部肌肉得到伸展和强化，防止脸部肌肉下垂与松弛，起到紧致肌肤的效果；能帮助体内毒素排出体外，增强免疫力；能刺激腹部器官，促进肠道消化；还能活化脑细胞，消除疲劳。

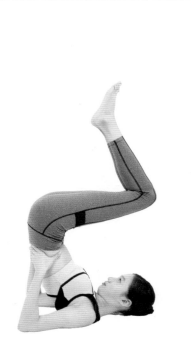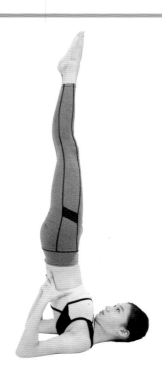

❶ 仰卧，双腿伸直并拢；双臂伸直，平放于身体两侧，掌心向下；吸气，将力量集中于腰部与腹部；呼气，双腿和腰腹部向上抬起，手肘弯曲，双手撑住腰部，用肩膀和手肘来支撑身体的重量，上臂紧贴地面，尽量保持背部与地面垂直；小腿弯曲，将双腿膝盖抬至头部上方；保持5个呼吸。

❷ 双腿缓缓向上伸直，脚趾向上方延伸，双臂手肘的距离应与肩同宽，保持身体与地面垂直，手肘贴着地面以支撑身体；将意识集中于颈部的挤压感和身体向上延伸的伸展感上；脸部放松，保持自然呼吸；慢慢地回到初始动作，休息。

\提示/

>> 初学者在练习这个动作时，最好在颈部下方垫上薄毯以保护颈椎。

>> 高血压患者、颈椎病患者和心脏病患者不可做此套动作。

瑜伽体式

6.

前屈式

呼吸方法 腹式呼吸　　练习次数 5 次

　　前屈式能滋养面部肌肤，具有瘦脸紧肤的功效。另外，头部下低的动作，还能促进脑部血液循环，缓解脑部压力。

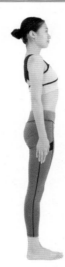

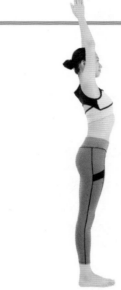

❶ 山式站立，双手放在身体两侧，眼睛平视前方，调整呼吸。

❷ 吸气，双臂慢慢从身体两侧向头顶上方伸展，双手合十。

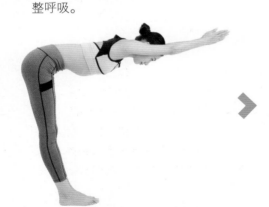

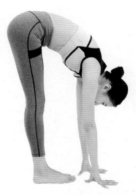

❸ 呼气，双臂带动上半身慢慢向前、向下俯身，手臂与整个背部在一条直线上，且与地面平行，眼睛看向地面。

❹ 深吸气，上半身继续向下俯身折叠，腹部尽量靠拢大腿，双手五指张开，撑住双脚前方的地面；保持姿势20秒；恢复山式站姿，按摩双腿和腰背部。

自制神奇
瘦脸面膜

天然食材具有美肤作用，比如黄瓜能补水、收缩毛孔；马铃薯、胡萝卜能紧致肌肤、消除水肿。用这些材料自制瘦脸面膜，不仅天然无添加，还能促进面部血液循环。

马铃薯糯米面膜

马铃薯糯米面膜可紧致肌肤，改善肌肤干燥。

材料： 糯米、马铃薯、蜂蜜、冷开水各适量

做法： 1. 将马铃薯去皮洗干净，和糯米一同放入蒸锅蒸 30 分钟。
2. 将马铃薯切小块，放入搅拌机，再加入糯米、蜂蜜、冷开水搅拌均匀。
3. 将步骤 2 中制好的混合泥倒入玻璃器皿，待冷却后即可使用。

用法： 将面膜均匀地涂抹在脸上，15 分钟后，用温水洗净即可。

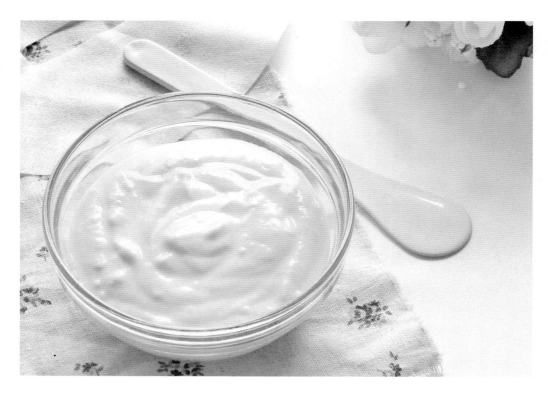

胡萝卜藕粉面膜

胡萝卜藕粉面膜可收紧松弛肌肤，保持肌肤的细腻柔软。

材料：胡萝卜、藕粉、鸡蛋黄各适量

做法：1. 将胡萝卜洗净、切块，放入榨汁机。
　　　2. 加入藕粉和鸡蛋黄一起搅打均匀。

用法：将调好的面膜直接涂在脸上，待面膜干后，用温水洗净。

芹菜瘦脸面膜

芹菜瘦脸面膜可清洁、紧致肌肤，有迅速瘦脸之效。

材料：芹菜、西柚各适量

做法：1. 将西柚去皮，取果肉；芹菜洗净。
　　　2. 把芹菜、西柚果肉放入榨汁机中榨汁，去渣取汁。

用法：将调好的面膜均匀地涂抹于脸部，15分钟后用温水洗净。

苹果瘦脸面膜

苹果瘦脸面膜可收紧松弛肌肤，改善脸部水肿现象。

材料：苹果、淀粉、矿泉水各适量

做法：1. 将苹果加矿泉水打汁，过滤出汁液。
　　　2. 在汁液中加入淀粉调成糊状即可。

用法：将调好的面膜均匀地涂抹于面部，15分钟后用温水洗净。

美颈瑜伽

拥有优雅天鹅美颈

若颈部皮脂腺分泌油脂不足，不易于保持颈部肌肤的水分，容易造成颈部皮肤松弛，产生颈纹。女人的颈部好比女人的年轮，最易暴露出女人的真实年龄，可是颈部护理又恰恰是我们日常护理中经常会忽略的一个环节。

瑜伽体式 **1.** ## 鱼式

呼吸方法 腹式呼吸　　练习次数 **3 次**

鱼式能使颈部的肌肉得到充分伸展，有助于重塑颈部美丽曲线，美化下巴和胸部的线条；有助于调节内分泌，改善月经不调等症状；能刺激胰脏，促进消化，改善便秘。

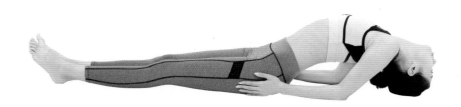

平躺于垫上，双腿并拢，膝盖伸直，脚尖朝远处延伸，双手放于身体两侧；手肘弯曲，用力按压地面，将头部、胸部和腹部挺起，使背部拱起，胸腔放松，头部后仰下垂，轻轻顶在地面上；将全身的重心放于手肘，保持深呼吸，扩展胸腔及腹腔；将思想集中于颈部，体会下巴、颈部和胸前肌肉的伸展；恢复时先将头部慢慢地抬起，背部缓慢地放到地面，然后抖动肩膀，消除肩部的紧绷感。

\提示/

>> 练习鱼式伸展的是上背部，不要将颈部往前顶，否则容易使颈椎受伤，十分危险。

>> 如果练习者无法将背部拱起，可以取仰卧姿势，双手往头部上方延伸，手心朝上，尽量停留即可。

瑜伽体式

2.

犁式

呼吸方法 腹式呼吸　练习次数 3次

犁式有助于紧致颈部肌肤；有益于肝脏、肾脏、脾脏、胰脏、内分泌腺体和生殖器官；能帮助改善头痛、牙痛、粉刺、胃胀气、便秘、痔疮、糖尿病、月经不调等症状。

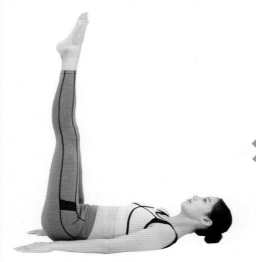

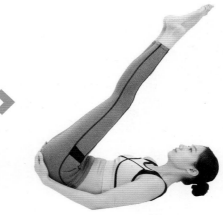

❶ 取平直仰卧的姿势，双手放于身体两侧，掌心朝下，做3~5个呼吸，放松；双腿并拢，双膝伸直，手掌用力向地板按压，收紧腹部肌肉，使双腿离开地面向上举起，直至双腿与躯干呈直角。

❷ 双腿朝后伸展，直至双脚超过头部，臀部和下背部离开地面，双手轻轻托住臀部。

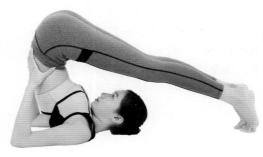

❸ 双腿继续向后，缓慢下降，用脚趾触碰地面，弯曲手肘，用上臂支撑躯体的重量，双手扶住腰部，指尖朝上；保持5~10个呼吸；双手收回身体两侧，双腿伸直，慢慢舒展身体，直到臀部回到地面。

\提示/

>> 瑜伽初学者可在头后面放一把椅子，将双脚放于椅子上，不必勉强。当背部肌肉变得更有柔韧性时，可以降低椅子的高度，直到脚趾能碰到地板为止。

>> 对于患有颈椎病或高血压的人应慎做此动作或在专业老师指导下完成。

单臂颈部舒展式

呼吸方法 腹式呼吸　　**练习次数 3次**

单臂颈部舒展式通过伸展颈部的肌肉，能够加强颈部的血液循环，将废物排出体外，从而达到减掉双下巴和颈纹、美化颈部曲线的效果；还能有效地缓解颈部肌肉紧张、放松背部肌肉、舒展肩关节。

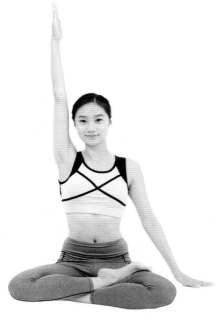

❶ 双腿盘成半莲花坐，脊椎挺直，左手自然垂放于地面；吸气，右臂向上伸直，贴近耳际。

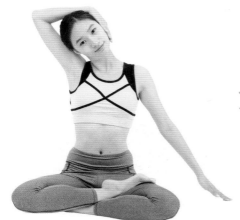

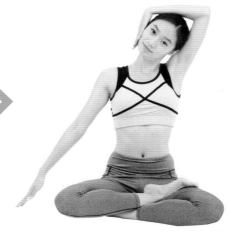

❷ 呼气，弯曲右臂，右手放于左耳处，将头部朝右下方压低，使头部偏向右肩，体会颈部左侧被拉伸的感觉。

❸ 按照同样的方法换反方向进行练习。

瑜伽体式

4.

颈部画圈式

呼吸方法 腹式呼吸　练习次数 **3次**

颈部画圈式能锻炼颈部的所有肌肉，从而起到防止颈部肌肉松弛、美化颈部曲线的效果；对于久坐于电脑前的上班族，还能缓解颈肩疲劳。

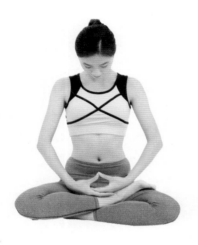

❶ 双腿自然盘起，脊椎挺直；双手大拇指相对，其他四指相叠，低头，全身放松。

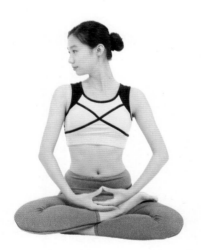

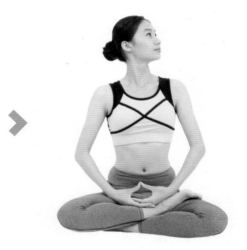

❷ 以颈部带动头部缓慢地朝右画圈，不要耸肩。

❸ 向右转至极限后，休息10秒；再反方向重复动作。

\提示/

>> 练习此套动作时需轻柔缓慢，不要让颈部肌肉过于劳累，避免造成颈部损伤。

束角颈部伸展式 呼吸方法 腹式呼吸 练习次数 2次

束角颈部伸展式能使颈部得到充分舒展，拉伸颈前肌肉和颈后肌肉；能消除颈前和颈后的多余脂肪，起到塑造颈部优美曲线的作用。

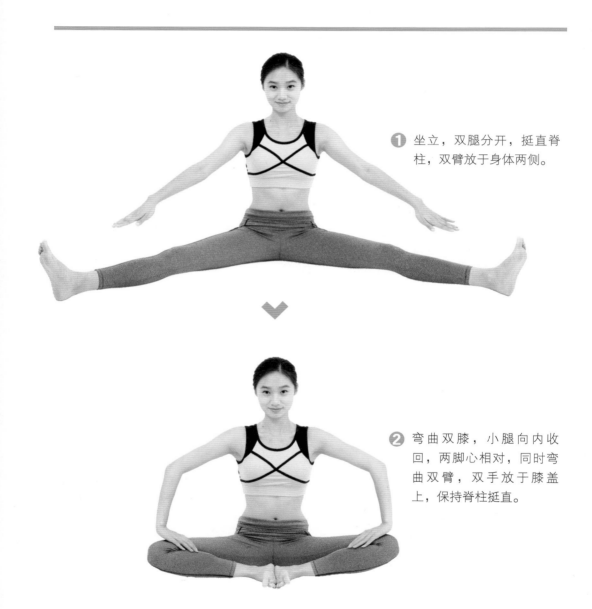

❶ 坐立，双腿分开，挺直脊柱，双臂放于身体两侧。

❷ 弯曲双膝，小腿向内收回，两脚心相对，同时弯曲双臂，双手放于膝盖上，保持脊柱挺直。

\提示/

>> 颈部和脊椎是练习这个动作时比较容易受伤的部位，需掌握好力度，避免受伤。

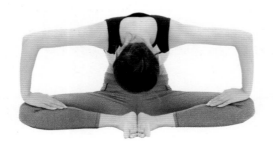

❸ 吸气，头部下压，感受气息流遍全身。

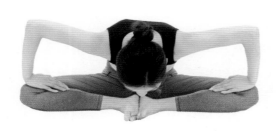

❹ 呼气，将脊柱从底部开始一节一节地往前推送，上体前屈。

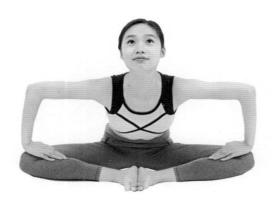

❺ 吸气，上身慢慢抬起，头部后仰，伸展前颈肌肉。

\提示/
>> 躯干在下压的过程中，臀部不可离开地面；在后仰的过程中，双臂可同时按压双膝，给颈部、肩部和背部以反作用力，便于将动作做得更到位。

颈部拉伸式

呼吸方法 腹式呼吸　练习次数 3 次

颈部拉伸式能收紧颈部肌肉，美化颈部曲线；能拉伸和舒展前颈的肌肉，放松后颈的肌肉；能舒展脊柱，改善颈椎病。

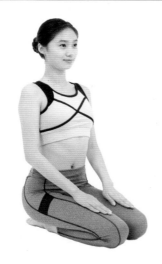

❶ 取跪姿，双手放于大腿上，两眼平视前方。

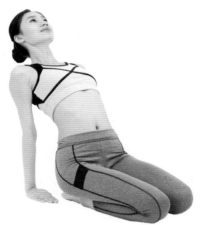

❷ 上身微微后倾，双手掌心撑地，且指尖朝前。

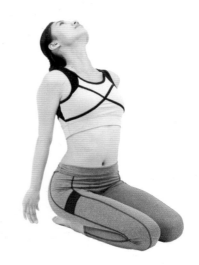

❸ 吸气，胸部上挺，掌心离地，指尖触地；呼气，头部向后下方压，拉伸颈部前侧；保持此动作5秒。

\提示/

>> 在做头部下压的动作时应缓慢，以免颈椎受到损伤。

瑜伽体式

7.

天鹅式

呼吸方法 腹式呼吸　练习次数 **4次**

天鹅式能消除颈纹，美化和拉长颈部，消除颈部肌肉疲劳；能舒展背部肌肉和胸肌；能释放腰腹部多余能量，美化腰腹部线条。

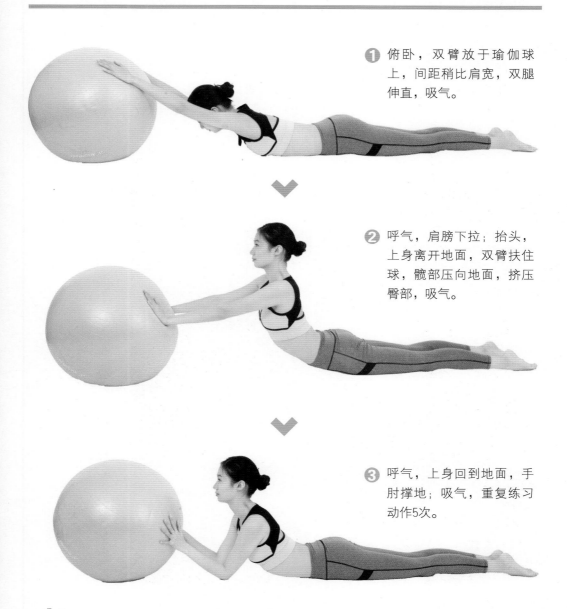

❶ 俯卧，双臂放于瑜伽球上，间距稍比肩宽，双腿伸直，吸气。

❷ 呼气，肩膀下拉；抬头，上身离开地面，双臂扶住球，髋部压向地面，挤压臀部，吸气。

❸ 呼气，上身回到地面，手肘撑地；吸气，重复练习动作5次。

\提示/

>> 练习此动作时应保持颈部伸长和肩膀下垂，如果感觉下背部有压迫感，应尽量收紧腹部。

颈部皮肤较细薄，很容易因缺水而出现干纹。用珍珠粉、黄瓜、橄榄油、甜杏仁油等天然材料调制护肤品，可以帮助我们去除颈部角质，使干燥的颈部肌肤恢复柔润。

珍珠粉牛奶颈膜

珍珠粉牛奶颈膜能滋润、美白颈部肌肤。

材料： 珍珠粉 3 克，面粉 10 克，牛奶 15 克

做法： 将珍珠粉、面粉、牛奶充分搅拌均匀即可。

用法： 将混合物敷在颈部，涂后要用保鲜膜包裹住颈部，并在保鲜膜外面敷一条热毛巾。15 分钟后用温水洗净即可。

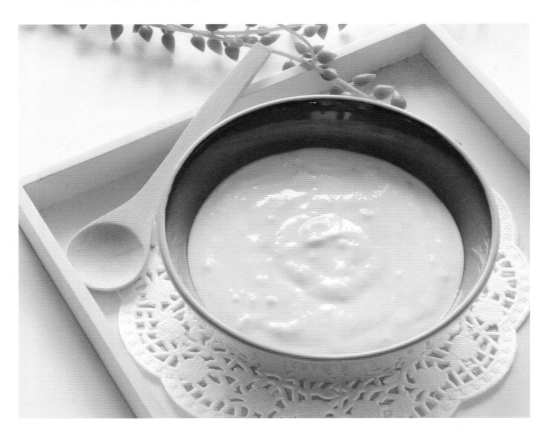

蛋黄橄榄油颈膜

蛋黄橄榄油颈膜可令颈部肌肤光滑细嫩，能修护干燥肌肤，延缓肌肤老化。

材料：蛋黄 3 个，橄榄油 15 克

做法：将蛋黄和橄榄油混打在一起，直至起泡。

用法：将混合物敷在颈部，15 分钟后用清水洗净即可。

果蔬汁颈膜

果蔬汁颈膜可去除颈部陈旧角质和死皮，并有保湿作用。

材料：黄瓜半根，番茄 1 个，苹果半个

做法：将黄瓜、番茄、苹果混合榨汁。

用法：用颈膜纸泡汁后敷在颈部，15 分钟后用温水洗净。

土豆橄榄油颈膜

土豆橄榄油颈膜可滋润颈部肌肤，令其细腻、白嫩。

材料：土豆 1 个，橄榄油 15 克

做法：将土豆蒸熟、捣成泥，然后在土豆泥中加入橄榄油搅匀。

用法：将混合好的土豆泥趁热涂抹在颈部，待冷却后洗净即可。

甜杏仁油晚霜

甜杏仁油晚霜可消除颈部干纹，使干燥的颈部肌肤恢复润泽。

材料：甜杏仁油 1 大匙，维生素 E 胶囊 1 粒，凡士林 2 大匙

做法：将所有材料一同放入碗中，隔水加热至温热，冷却后即可使用。

用法：将晚霜均匀涂抹在颈部并充分按摩。

美肩瑜伽

瑜伽操塑出美人肩

香肩是女人流露性感的部位之一。随着年龄的增长，女性的衰老不仅仅体现在脸部，在身体的各个部位都会出现老化现象。若人们长期保持同样的姿势，容易造成肩颈肌肉酸痛，加快肩颈的衰老速度，出现皱纹、干燥等皮肤不良状况。

瑜伽体式

1. 肩部延展式

呼吸方法 腹式呼吸 练习次数 1次

肩部延展式能通过拉伸肩部肌肉，起到美化肩部曲线的作用；能通过肩部延展的动作，舒缓肩部疲劳，放松肩部肌肉，提升肩部的柔软度和灵活度。

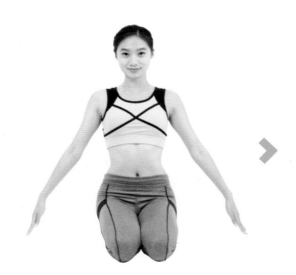 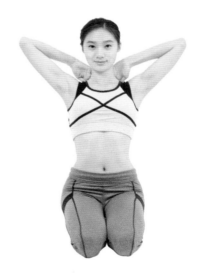

❶ 跪坐在地上，臀部坐于小腿上，背部挺直，双臂放于身体两侧。

❷ 屈肘，向上抬起双臂并向背后打开。

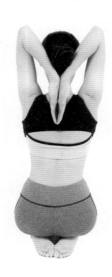

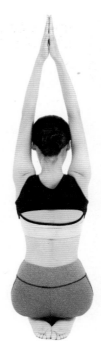

❸ 双手手背于颈后相贴；保
持姿势20秒。

❹ 双臂向上举过头顶，双手
掌心于头顶处相贴。

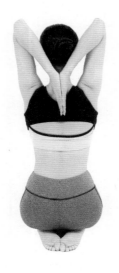

❺ 保持掌心相贴，双手回到
后颈处，双臂夹紧双耳；
保持此动作20秒。

\提示/

>> 动作完成以后，可闭眼休息15秒，感觉肩部放松舒畅、思绪平静。

展臂后屈式

呼吸方法 腹式呼吸　练习次数 **4次**

展臂后屈式能拉伸肩部肌肉，消除肩部赘肉；能伸展手臂和腹部的肌肉，塑造平坦的小腹和修长的双臂；还能锻炼脊柱，使脊柱变得更加柔软、灵活。

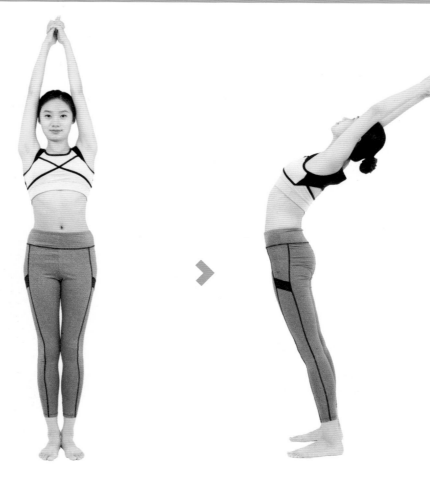

❶ 站立，脊柱挺直，双腿并拢，双手向上伸展，交叉相握置于头部上方，食指指向上方，目视前方。

❷ 吸气，双臂和上身同时向后弯曲；呼气，背部弯曲，双腿不动；保持姿势10秒；慢慢还原身体，恢复站立姿势，手臂放松。

\提示/

>> 初学者在做背部向后弯曲的动作时不要勉强，做到自己的极限就行，以免使脊柱受到损伤。

瑜伽体式 3. 肩旋转式

呼吸方法 腹式呼吸 | 练习次数 3次

肩旋转式能有效去除肩部赘肉；还能有效舒缓肩部酸痛。

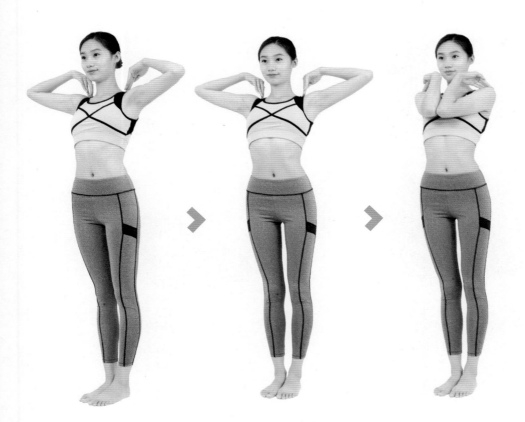

❶ 站立，背部挺直，双臂打开，肘部弯曲，指尖轻触肩部。

❷ 吸气，手肘带动整个手臂向上、向后伸展，保持双肩打开。

❸ 呼气，双肘带动手臂向下、向前伸展，手肘靠拢，双肩尽量向内收；保持平稳呼吸，放松手臂，回到初始动作。

\提示/

>> 在练习过程中应保持头部与身体不动，尽量用手肘画最大的圆圈，这样才能更有效地拉伸肩部肌肉。

瑜伽体式 **4.**

榻式

榻式能很好地伸展颈部和肩部肌肉，从而消除这两个部位的赘肉；能锻炼双腿和脚踝的肌肉；还能增强肺部功能。

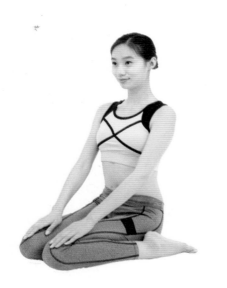

> ❶ 坐立，双脚打开，双膝并拢，臀部坐于双脚之间的垫子上，双手放于膝盖上，眼睛直视前方。

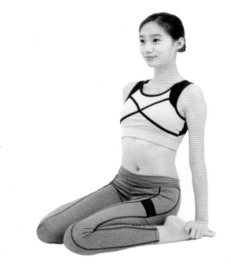

> ❷ 双手移至两脚掌，手心贴着脚掌心；身体慢慢后倾，手肘随之弯曲。

\提示/

>> 对于初学者来说，臀部如果无法完全坐于双脚之间的垫子上，可以在臀部下方垫一块毯子，直至腿部柔韧性变好后再去掉毯子。

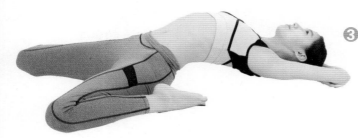

❸ 呼气，身体弯曲成弓形，头顶着地，双手放开脚掌，交叉互握另一只手的手肘，放于头部后方。

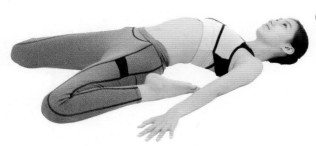

❹ 保持平稳呼吸，坚持动作40秒；慢慢放下背部，使上半身完全贴住垫子，双手放回身体两侧，放松全身。

蛇王式

蛇王式能伸展肩部和背部肌肉，消除肩部多余的脂肪；能拉伸颈部，有助于美化颈部曲线；能加强腰腹部力量。

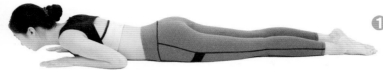

❶ 俯卧，双腿伸直并拢，双臂弯曲放于肩侧，掌心贴地，下巴触地。

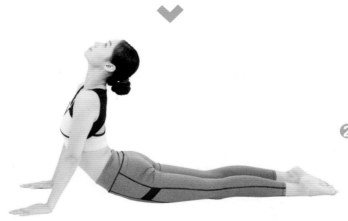

❷ 吸气，手臂慢慢伸直，用力使胸部和腰部抬起，头部慢慢向后仰，保持双腿紧贴地面。

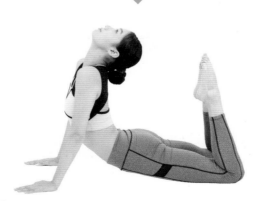

❸ 呼气，双膝向上弯曲，小腿尽量靠近大腿后侧，绷直脚尖，脚掌对着头顶，上身尽量向后伸展；保持此姿势数秒后，慢慢回到初始动作。

\提示/
>> 如果身体的柔韧性不够好，小腿稍作弯曲即可，以免造成肌肉拉伤。

仰卧腿夹球式

呼吸方法 腹式呼吸 ｜ 练习次数 3次

仰卧腿夹球式能伸展肩部和背部肌肉，使肌肉更有弹性；还能拉伸腹部的肌肉，有助于强化腰腹部肌肉的力量。

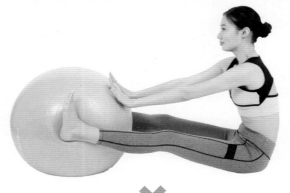

❶ 坐在垫面上，双腿向前伸直，将瑜伽球夹于两腿之间；双手扶住球，吸气。

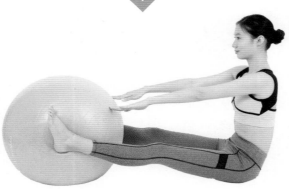

❷ 上身挺直，手臂上举并与地面平行。

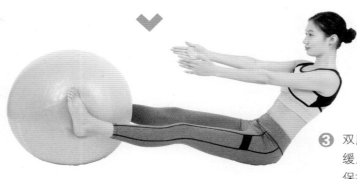

❸ 双腿夹球，吐气；上身缓缓后仰，手臂动作不变；保持均匀呼吸。

\提示/
>> 后仰一定要缓慢，以免碰伤后背。

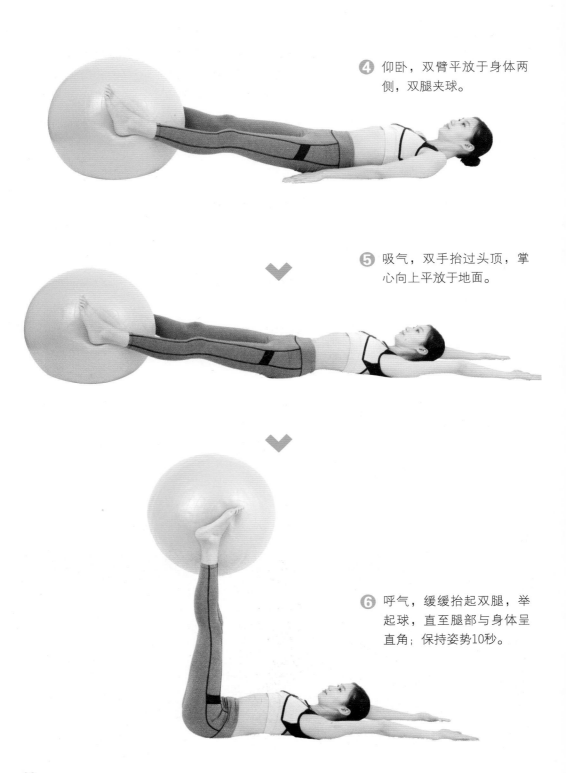

④ 仰卧，双臂平放于身体两侧，双腿夹球。

⑤ 吸气，双手抬过头顶，掌心向上平放于地面。

⑥ 呼气，缓缓抬起双腿，举起球，直至腿部与身体呈直角；保持姿势10秒。

居家自制 肩部护理

肩部常因晒伤而流失较多水分，疏于保养就会令肩部肤色暗沉、不均，同时，肩部较多老化的角质也会造成皮肤粗糙。因此，定期做肩部肌肤的去角质与补水护理非常重要。

美白紧致肩部护理

橄榄油洋槐蜜可细致、美白肩部肌肤，抵抗肌肤老化。

材料： 橄榄油、洋槐蜜各适量

做法： 将橄榄油加热到37℃左右，按橄榄油与洋槐蜜2：1的比例将橄榄油缓缓注入洋槐蜜。

用法： 趁热把纱布浸于油中，拿出后将纱布覆盖在肩部敷20分钟即可。

抗衰去角质肩部护理

砂糖具有去除角质和按摩皮肤的作用，橄榄油具有锁水功能，二者合用能细致毛孔，减少色素沉淀。

材料： 细砂糖1勺，橄榄油2勺

做法： 将细砂糖和橄榄油混合均匀即可。

用法： 将混合物敷于干净的肩部，轻轻按摩，15分钟后洗净。建议每周敷三次。

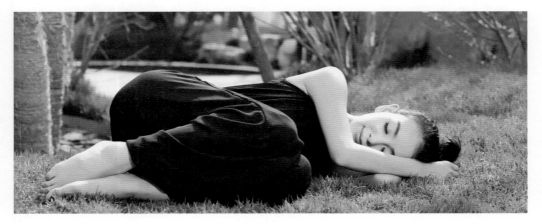

丰胸瑜伽

塑造胸部优美线条

拥有丰满诱人的双峰是每个女性的梦想，丰满坚挺的胸部能提升女性的魅力值和自信指数。本小节将介绍一套丰胸瑜伽操，帮助你炼出性感的胸部曲线，让胸部变得紧实挺拔。

瑜伽体式 **1.**

牛面式

呼吸方法 **腹式呼吸**　练习次数 **4次**

牛面式能活动肩部关节，扩张胸部，起到美化胸部曲线和增大胸围的作用；能矫正背部歪斜并缓解肩部疼痛；能增强双腿肌肉的柔软性和弹性；能有效地活动手指关节、肘关节、肩关节、脚趾、踝关节、膝盖以及臀部关节，同时强健、活化与上述各关节相关联的肌肉和神经。

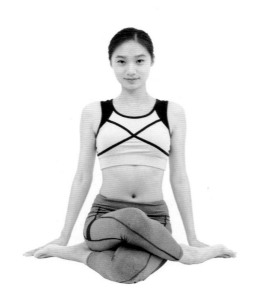

❶ 取跪坐姿势，臀部坐于两脚跟上，背部挺直；呼气，上身前倾，臀部上抬，右脚向前绕过左膝，放在左腿外侧，双膝叠在一起；呼气，臀部下压，回到两脚之间，保持背部挺直。

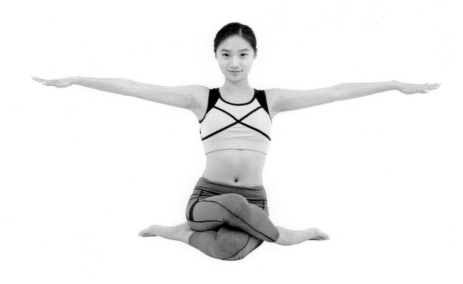

❷ 吸气，双臂侧平举，掌心
向下，挺直背部；呼气。

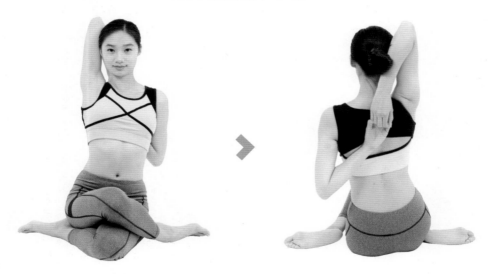

❸ 吸气，右臂垂直上举，手
肘朝颈后弯曲，掌心向
下；呼气，左臂从后背下
方向上弯曲，掌心朝外，
与右手交握。

❹ 保持姿势几秒；以同样方
法反方向练习。

\提示/

>> 柔韧性不好的人，手肘会压迫头部，做动作时应保证头部、颈部、肩部的端正。

伸展式

　　伸展式能充分锻炼胸肌，起到健美胸部的作用；能拉伸肩部与背部肌肉，有效锻炼脊柱，矫正驼背，改善不良体态，提气养神。

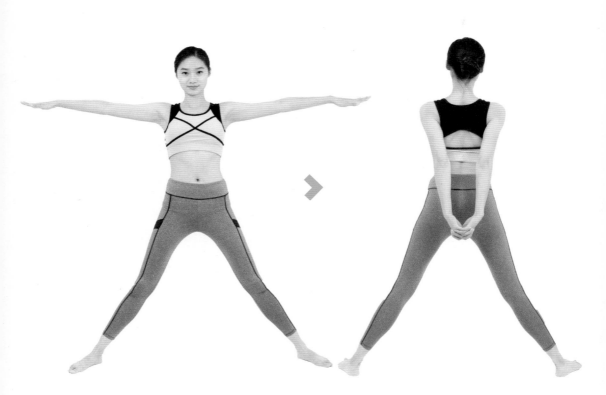

① 站立，双脚分开约1.3米，两臂侧平举，双脚位于手掌正下方；背部挺直，保持稳定姿势。

② 呼气，手指于身后交叉；吸气，拉长腹部，挺胸，眼睛向上看。

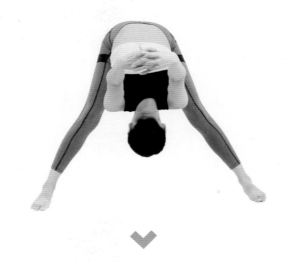

❸ 呼气，上身向前弯曲，使头部落于双脚之间，肩膀放松，双手于身后向前压，保持手臂伸直，自然呼吸。

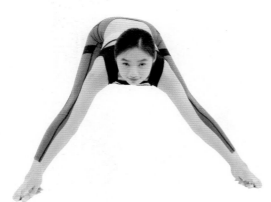

❹ 呼气，身体向前伸展，用食指勾住大脚趾；吸气，挺胸，脊柱伸直，眼睛向前看。

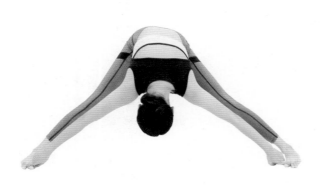

❺ 呼气，上身继续向下弯曲，初学者头部下落至自身能承受的程度即可；高级练习者可尝试将头部触地，肩膀放松，与地面保持平行。

英雄式

英雄式可扩张胸腔、健美胸部，同时活动所有关节，促进关节处血液循环，恢复关节的正常机能，减少腰腹部多余的脂肪。

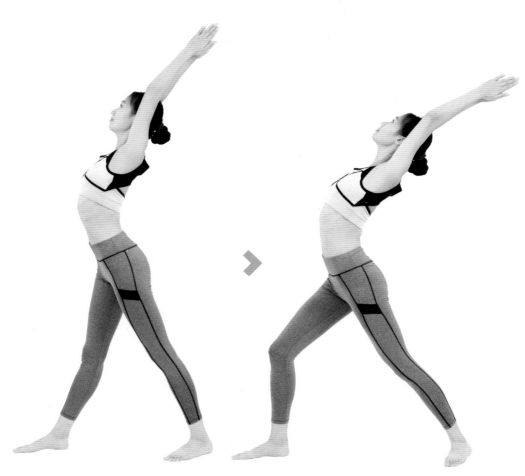

① 站立，脊柱挺直，右腿向前迈一大步；吸气，双臂伸直上举。

② 呼气，右膝弯曲，左腿伸直，脚跟着地，头部后仰，眼睛看手；扩展胸部，保持自然呼吸；保持此姿势20秒；恢复至初始动作，再以同样的方法反方向做动作。

蛇伸展式

呼吸方法 腹式呼吸　　练习次数 5 次

瑜伽体式 4.

蛇伸展式可锻炼胸肌，美化胸部线条，增强深呼吸能力，强化腰部、背部和臀部的肌肉。

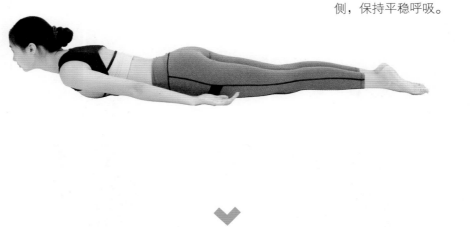

❶ 俯卧，双臂放于身体两侧，保持平稳呼吸。

❷ 双手于身后十指交叉，双臂伸直，尽量扩展胸部；吸气，上身离开垫面，头部后仰；保持此姿势10秒；呼气，身体慢慢回到初始姿势。

\提示/

>> 做动作时，应尽量扩展胸部并夹紧臀肌。

跪式后弯

呼吸方法 腹式呼吸　练习次数 **3 次**

　　跪式后弯能够美化胸部曲线、防止乳房下垂，使胸部更紧实、有弹性；能够消除背部、颈部疲劳，按摩腹部器官，消除胀气、缓解便秘。

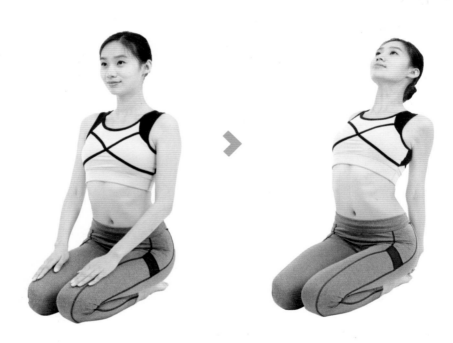

❶ 跪坐，腰背挺直，臀部坐于脚后跟上，双脚并拢，两脚心朝上，双手轻轻放于大腿上。

❷ 吸气，双手绕至身后握紧，充分舒展胸部和肩部，眼睛向上看，脊柱弯曲呈弧形。

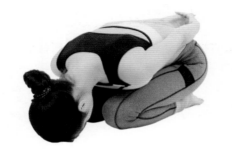

③ 呼气，向前俯身，前额触地，保持面部放松。

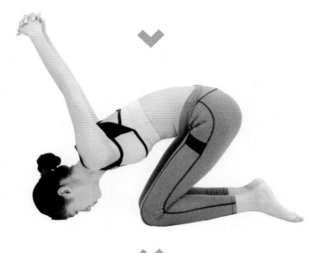

④ 吸气，臀部上抬，头顶着地，同时双臂向上举起，双手紧握。

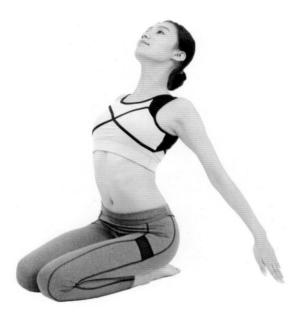

⑤ 呼气，臀部坐回到脚后跟上，手指尖向后按压于地面上；吸气，向后弯曲后背，提胸；呼气，头部慢慢后仰，眼睛看天花板。

6.

瑜伽球战士第二式 呼吸方法 腹式呼吸 练习次数 4次

瑜伽球战士第二式可刺激胸部腺体，提高胸大肌的张力和弹性；可锻炼腰部肌肉；可减少腿部赘肉，增强腿部和背部肌肉的弹性；同时按摩腹部脏器，增强身体平衡感，使注意力更集中。

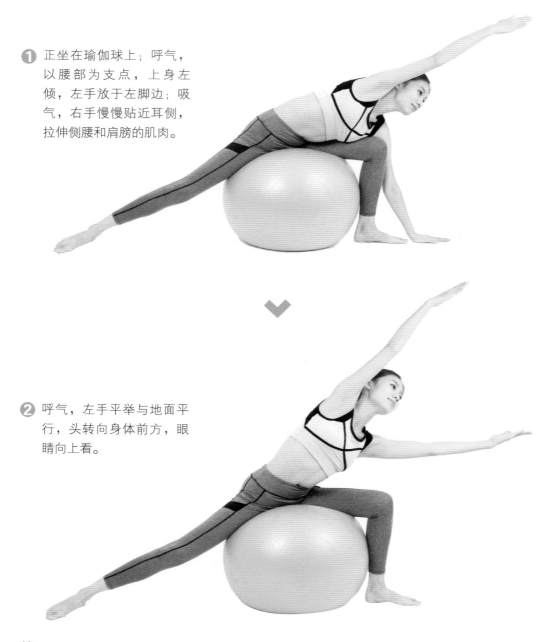

❶ 正坐在瑜伽球上；呼气，以腰部为支点，上身左倾，左手放于左脚边；吸气，右手慢慢贴近耳侧，拉伸侧腰和肩膀的肌肉。

❷ 呼气，左手平举与地面平行，头转向身体前方，眼睛向上看。

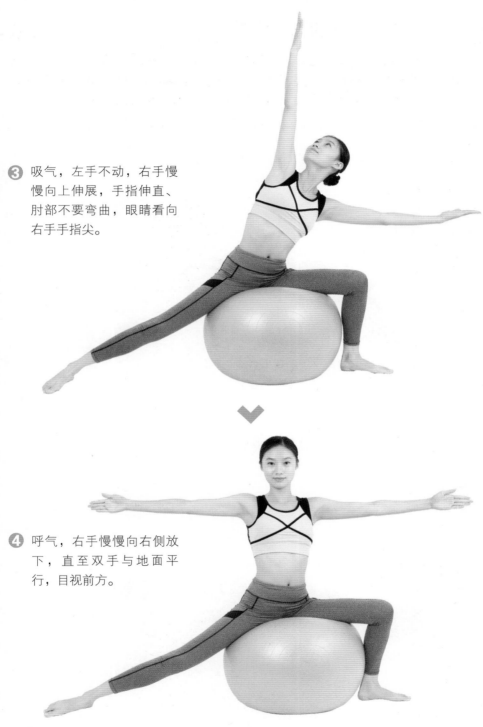

❸ 吸气，左手不动，右手慢慢向上伸展，手指伸直、肘部不要弯曲，眼睛看向右手手指尖。

❹ 呼气，右手慢慢向右侧放下，直至双手与地面平行，目视前方。

\提示/
>> 腿部动作定位后，要将注意力放在两侧伸展的手臂上，尽量舒展身体。

7.

瑜伽球倚靠伸展式 呼吸方法 腹式呼吸 练习次数 4次

瑜伽球倚靠伸展式可充分伸展胸部肌肉，防止胸部下垂，促进胸腔内的血液循环；可释放腰腹部多余能量，消除腰部多余脂肪以及背部肌肉疲劳。

❶ 背部靠在瑜伽球上，双膝弯曲；吸气，身体后倾，双手在胸前合十，调整呼吸。

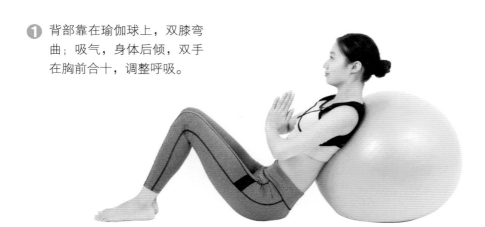

❷ 吸气，双手并拢向后伸直，肩部后仰，肩部和头部靠球；呼气，脚掌向下用力，臀部离地，将球滚至肩背部，手臂尽量向后伸展。

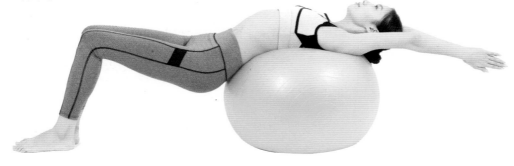

3 保持深呼吸，上身慢慢向
后靠，直至手背贴地；右
脚踩地以保持平衡，左腿
伸直。

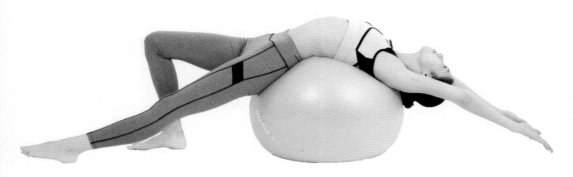

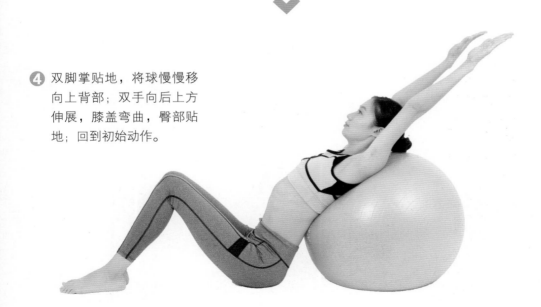

4 双脚掌贴地，将球慢慢移
向上背部；双手向后上方
伸展，膝盖弯曲，臀部贴
地；回到初始动作。

＼提示／

>> 练习这个动作时不应仰头过久，否则容易头晕。

>> 练习时双脚应始终贴紧地面。

51

瑜伽体式

8. 坐角式变式

呼吸方法 腹式呼吸　练习次数 5 次

坐角式变式能充分地舒展胸大肌，增强胸肌弹性，防止乳房下垂；还能起到美化手臂曲线的效果。

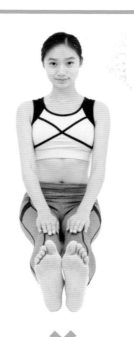

❶ 坐立，双腿向前伸直，脚尖向上绷直，双手放于大腿上，背部挺直。

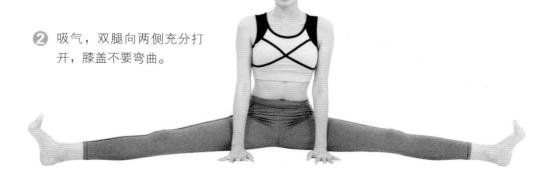

❷ 吸气，双腿向两侧充分打开，膝盖不要弯曲。

\提示/

>> 练习动作时，双腿应伸直；双手肘关节不能弯曲，并保持与地面垂直。

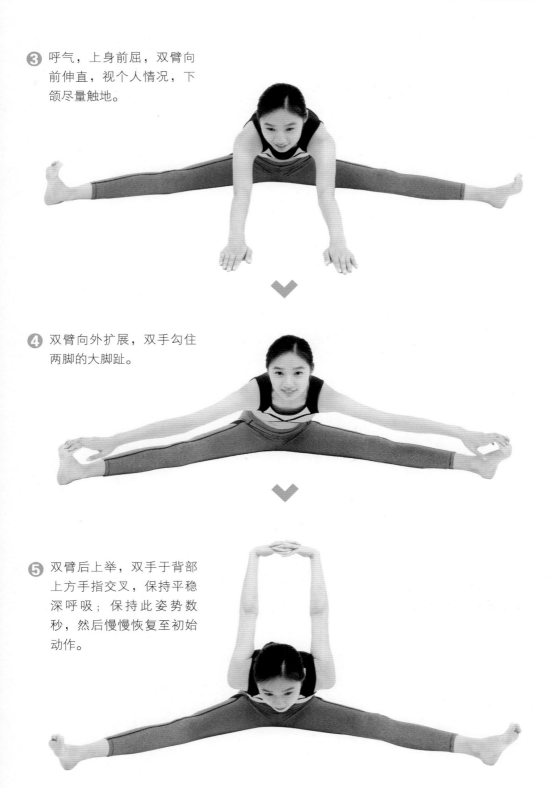

❸ 呼气，上身前屈，双臂向前伸直，视个人情况，下颌尽量触地。

❹ 双臂向外扩展，双手勾住两脚的大脚趾。

❺ 双臂后上举，双手于背部上方手指交叉，保持平稳深呼吸；保持此姿势数秒，然后慢慢恢复至初始动作。

坐山式

坐山式可扩展胸部，美化胸部曲线；可缓解肩部疼痛和僵硬感，增强肩部的灵活性。

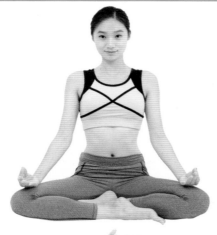

❶ 双腿盘坐于垫上，脊柱挺直，以双手结瑜伽手印放于双膝。

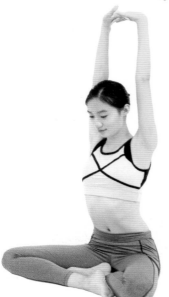

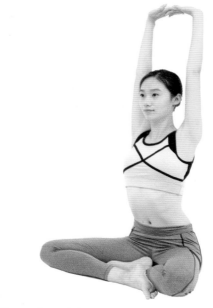

❷ 双手十指交叉于胸前；吸气，双臂向上伸直，高举过头顶，翻转掌心朝上，尽量让双臂向上伸展；呼气，低头，尽量使下巴靠近锁骨。

❸ 吸气，头部回到原位；呼气，双手慢慢松开回到初始动作。

瑜伽美人
丰胸食谱

　　饮食丰胸是有效又安全的方法。丰胸食物不仅有助于胸部发育，还可防止胸部下垂、变形，同时还具有调理肠胃、补血养颜的功效。

桂圆红枣茶

桂圆和红枣都具有生津补血、滋阴补阳的功效。

材料：桂圆肉 150 克，红枣 10 粒

做法：将桂圆肉及红枣放入适量的水中熬煮至桂圆肉膨胀，趁热饮用。桂圆肉及红枣皆可食用。

牛奶麦片

牛奶中加入麦片，富含蛋白质和钙质，是营养又健康的丰胸饮品。

材料：牛奶、麦片各适量

做法：将上述材料放入锅中，以小火慢慢拌煮约 10 分钟，待麦片煮熟即可。

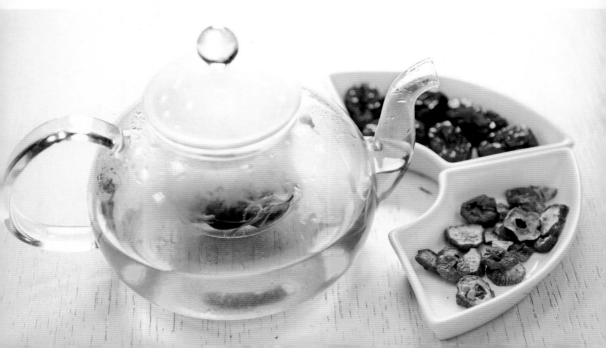

美背瑜伽

美化背部曲线，提升整体气质

　　女人的背部堪称"性感之丘"。柔滑、光洁、健美的背部，如同女人漂亮的面孔一样，是体现女性魅力的重要部位。背部给人的感受最多的不是感观的冲击，而是女人身体本身的气场，如果疏于保养，就会令我们的整体形象大大减分。

瑜伽体式 1. 单腿背部伸展式　　呼吸方法 腹式呼吸　　练习次数 4次

　　单腿背部伸展式能美化背部线条，刺激腹部器官，按摩腹部；坚持练习该体式，能矫正驼背，舒缓颈肩部、背部的疲劳；还能保持消化系统的健康，改善便秘。

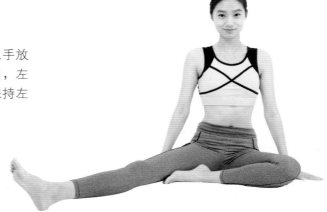

❶ 坐立，双腿向前伸，双手放于身体两侧；左膝弯曲，左脚贴于右大腿内侧，保持左膝盖贴紧地面。

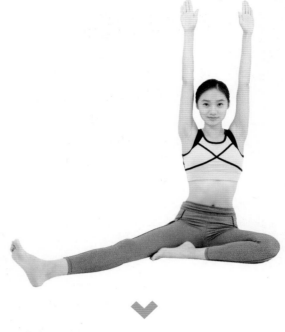

❷ 吸气，双臂向上伸举，头部位于双臂之间。

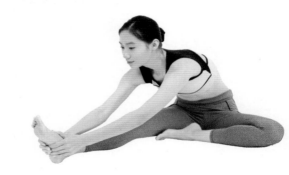

❸ 呼气，同时放低双手；吸气，双手抱住右脚，挺胸，慢慢将腹部拉长。

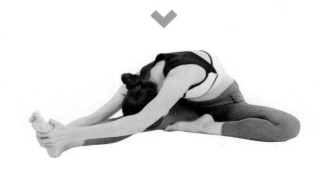

❹ 呼气，上身缓缓向下弯曲，双肘向外稍用力，以帮助上身压低，颈部放松，下巴朝膝盖靠拢；身体继续下压，最终头触膝盖；保持此动作10秒；吸气，回到初始动作，以同样的方法反方向练习。

\提示/
>> 初学者如果身体柔韧性不好而无法做步骤③、④，不可过于勉强，以免受伤。

新月式

新月式能有效拉伸下背部肌肉，提高背部肌肉的伸展性和柔韧性，从而起到预防背部肌肉松弛的作用。

① 做四角板凳姿势，双腿并拢，双膝触地，脚尖点地，手掌撑地，保持双臂伸直。

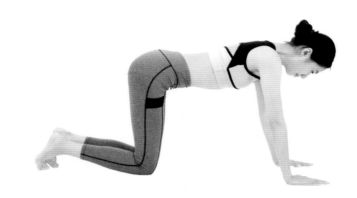

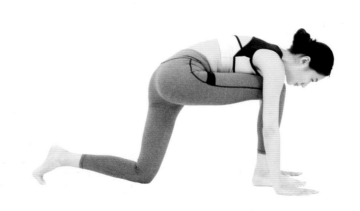

② 右腿屈膝，向前跨出，置于双臂之间，小腿与地面垂直，上身微微前倾。

\提示/

>> 患有颈椎疾病的人练习时不要低头；患有高血压的人，做步骤④、⑤时，手不要举过头顶，可放在胸前做祈祷状。

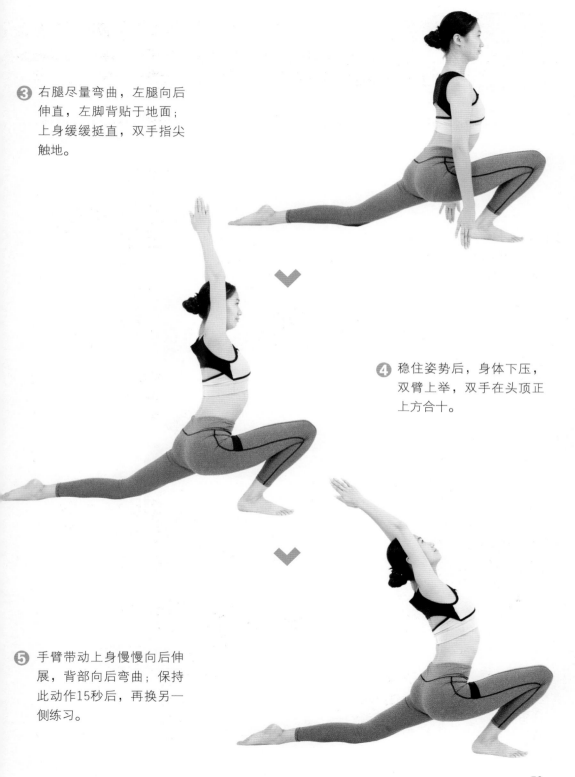

❸ 右腿尽量弯曲，左腿向后
伸直，左脚背贴于地面；
上身缓缓挺直，双手指尖
触地。

❹ 稳住姿势后，身体下压，
双臂上举，双手在头顶正
上方合十。

❺ 手臂带动上身慢慢向后伸
展，背部向后弯曲；保持
此动作15秒后，再换另一
侧练习。

3. 双腿背部伸展式

呼吸方法 腹式呼吸　　练习次数 5 次

　　双腿背部伸展式可舒展背部肌肉，促进身体血液循环，刺激腹部器官，达到消除背部疲劳和减少背部赘肉的效果。

❶ 坐立，双腿并拢向前伸直，脊柱挺直，缓缓吸气，双臂向上举起，贴近双耳。

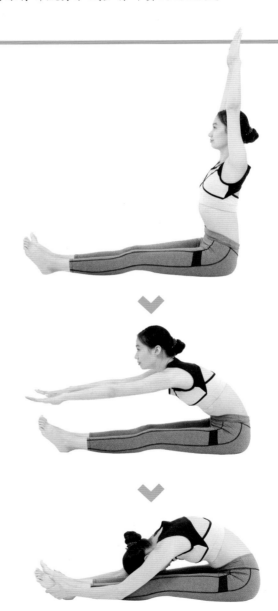

❷ 呼气，上身缓缓向前伸展，双臂伸直与地面平行，腿部伸直不要弯曲，膝盖绷紧；调整呼吸。

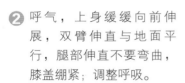

❸ 呼气，上身下压，双手十指交握，抱住双脚脚跟，头部贴紧小腿；闭上眼睛，注意力放在眉心；保持平稳呼吸。

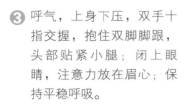

\提示/

>> 柔韧性不好的人，可以借助瑜伽带来完成此动作。

瑜伽体式 **4.**

眼镜蛇式

呼吸方法 **腹式呼吸**　　练习次数 **4次**

眼镜蛇式可深度伸展背部肌肉，拉伸整个背部线条，减少背部赘肉，缓解背部、肩部及脚踝处的僵硬；可缓解坐骨神经痛；可伸展上腹部区域，缓解横膈膜压力，改善呼吸。

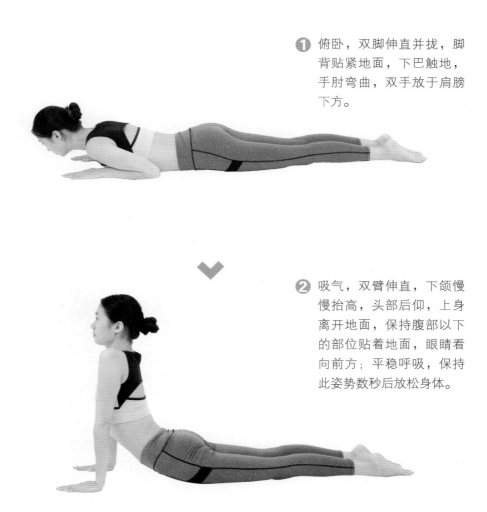

❶ 俯卧，双脚伸直并拢，脚背贴紧地面，下巴触地，手肘弯曲，双手放于肩膀下方。

❷ 吸气，双臂伸直，下颌慢慢抬高，头部后仰，上身离开地面，保持腹部以下的部位贴着地面，眼睛看向前方；平稳呼吸，保持此姿势数秒后放松身体。

\提示/

>> 练习时不可过于用力，以免受伤。背部受过伤的人可将双脚分开以减轻这个动作对背部的压迫。

脊椎前推式

呼吸方法 腹式呼吸　练习次数 **4 次**

脊椎前推式可伸展背部肌肉，灵活脊柱，美化背部线条；可按摩腹部脏器，缓解颈椎疼痛和腰部疼痛的症状。

① 坐立，双腿伸直，将瑜伽球夹于双腿中间，双手扶球；吸气。

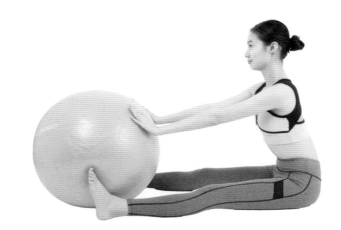

② 呼气，双手向前推球，向前完全俯身，腰背挺直，腹部收紧；保持平稳呼吸。

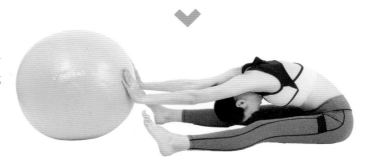

③ 吸气，上身缓缓抬起，恢复至初始动作。

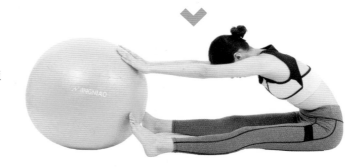

\提示/

>> 初学者如果无法保持双腿伸直，可适当弯曲膝盖以舒缓肌腱。

八个动作
美化背部

背部囤积的多余脂肪会影响背部美观，要怎么样才可以拥有美丽的背部曲线呢？下面就让我们来看看这些能在家中轻松做的美背运动吧。

▌动作1

保持跪地姿势，双手撑地，向后抬起右腿，使其与身体呈一条直线；保持姿势几秒；换另一条腿练习，如此重复多次。

▌动作2

保持站立姿势，双手握拳自然放于胸前，身体前倾，用力将左腿上提靠近右手肘，左手向身体的后侧伸展；换另一侧练习；如此重复多次。

▌动作3

保持站立姿势，双腿并拢，深呼吸，收紧肩胛骨，左手在下，右手在上，双手在背后十指相扣；换另一侧练习；如此重复多次。

▌动作4

仰卧，并拢双腿，双手枕在脑后，深呼吸，挺胸收腹，向上抬起双腿，直至与身体垂直；如此重复多次。

▌动作5

保持站立姿势，右腿向后，左腿弯曲呈90度，双手向上，伸展整个脊柱；保持姿势几秒；还原，换另一侧进行练习。

▌动作6

站立，挺胸，向后拉伸身体，左腿向上抬至右膝盖的位置，左手放在腰腹的部位，右手向上伸展，带动整个身体向上延伸；换另一侧进行。

▌动作7

站立，双脚分开与肩同宽，右手叉腰，向上举起左手，扶住后脑勺，挺胸收腹，稍微向后抬起身体，身体向左侧用力伸展；保持动作几秒；换另一侧进行练习。

▌动作8

俯卧，双手放在地面上；吸气，收腹挺胸，尽力向上抬起上半身；保持姿势几秒；还原身体，重复多次。

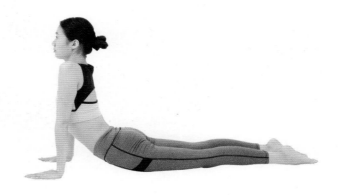

收腹瑜伽

告别腹部赘肉

无法有效消除腹部赘肉已经成为许多爱美女性挥之不去的梦魇，拥有明星般性感傲人的完美身材也成为她们可望不可即的梦想。这套瑜伽动作能够帮你快速甩掉腹部赘肉，轻松拥有完美的 S 形身材曲线。

瑜伽体式 1.

加强上升腿式

呼吸方法 腹式呼吸　练习次数 2 次

加强上升腿式可强化腹部肌肉，减去腹部赘肉；可紧致臀部；可锻炼腿部肌肉；可缓解胃胀气。

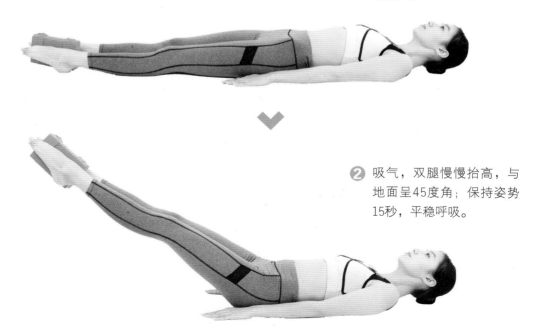

❶ 仰卧，双腿并拢伸直，背部贴地，手臂放于身体两侧，掌心朝下，双腿夹紧瑜伽砖。

❷ 吸气，双腿慢慢抬高，与地面呈45度角；保持姿势15秒，平稳呼吸。

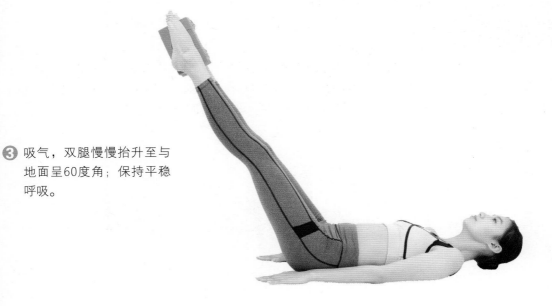

❸ 吸气，双腿慢慢抬升至与
地面呈60度角；保持平稳
呼吸。

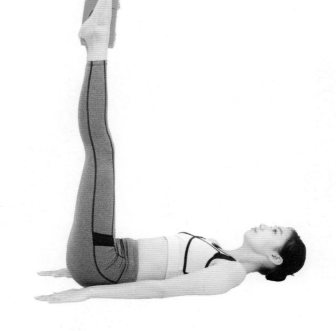

❹ 吸气，双腿抬升至与地面
垂直；保持此姿势15秒，
平稳呼吸；呼气，还原至
初始动作。

\提示/

>> 如果练习者患有腰部疾病，练习动作时需慎重。

上抬腿式

上抬腿式有助于强健腹肌，紧实下腹部；有助于改善内脏器官的功能。

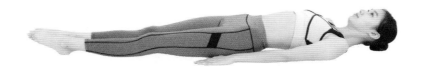

① 仰卧，双臂伸直，放于身体两侧，掌心朝下，双腿伸直，脚尖放松。

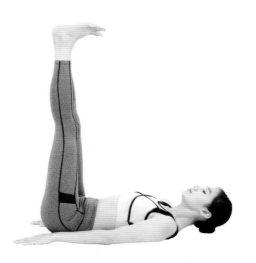

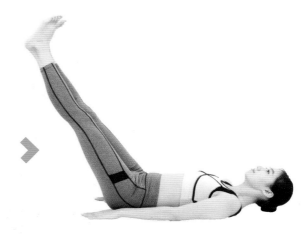

② 吸气，缓缓抬起双腿，直至与地面垂直；脚背绷直，脚尖向下勾，双腿伸直；保持姿势20秒。

③ 脚尖保持内勾状；呼气，双腿缓缓放平。

瑜伽体式

3.

下半身摇动式

呼吸方法 腹式呼吸 | 练习次数 **4 次**

下半身摇动式可紧致腹外斜肌、腹直肌，有效防止下腹产生赘肉，缓解久坐工作者的腰部疲劳症状；可减轻肠胃负担，增强胃和肾脏的功能。

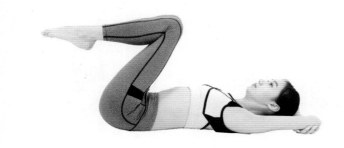

❶ 仰卧，双臂弯曲，双手握住对侧小臂，垫于头部下方；吸气，双腿弯曲，脚背绷直。

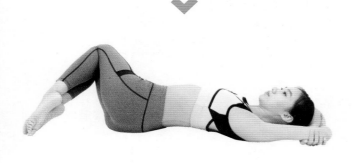

❷ 呼气，身体向右扭转，肩部以上的部位保持不动，脚背绷直。

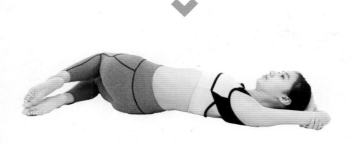

❸ 右腿外侧着地，自然呼吸；保持此姿势15秒；再做另外一侧的练习。

＼提示／

>> 患有腰部疾病的人，要慎重练习此体式。

骆驼式

骆驼式可有效活动腰腹肌肉，锻炼腹肌，促进腰部脂肪燃烧，美化腹部曲线；可使脊柱得到充分舒展，增强脊柱的柔韧性和灵活性，矫正不良身姿；可加强背肌力量，美化背部线条。

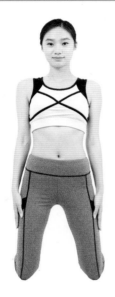

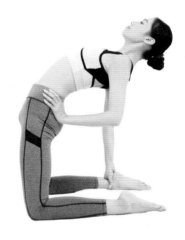

❶ 跪立，双腿分开与肩同宽；吸气，挺直脊柱。

❷ 呼气，上身慢慢后仰，左手扶住腰，右手指尖触碰右脚后跟。

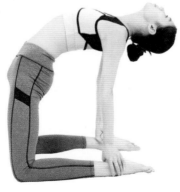

❸ 上身继续后仰，双手抓住双脚，髋部前推，尽量使大腿和地面垂直，保持平稳呼吸；保持此姿势数秒；慢慢回到初始姿势。

\提示/

>> 练习动作时应保持胸腔向上，将髋部向前推送。

瑜伽体式

5.

骆驼变式

呼吸方法 腹式呼吸　练习次数 5 次

　　骆驼变式能充分地伸展腹部的正面与侧面肌肉，有效促进脂肪燃烧，达到消除腹部赘肉的效果。

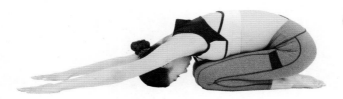

❶ 跪坐，臀部坐于双脚脚踝上，脚心朝上；上身前屈，将胸部和腹部紧贴大腿前侧，双臂伸直，头部触地。

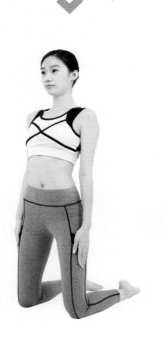

❷ 跪立，双腿分开至与肩同宽，脚心朝上，双臂自然放于身体两侧。

\提示/

>> 练习者如果有高血压、低血压、偏头痛、失眠症、严重的腰椎和颈椎疾病，请不要练习此体式。

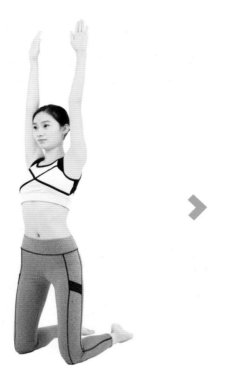

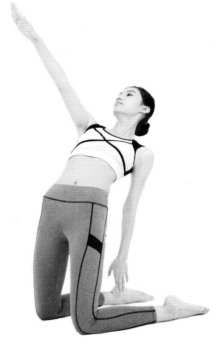

③ 双臂上举，目视前方。

④ 身体后仰，左手触摸右脚跟，右臂向斜上方伸直，与身体呈90度，眼睛看着右手指尖。

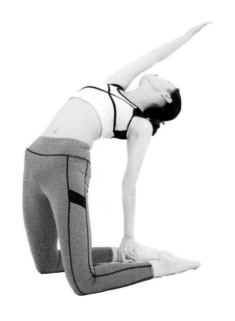

⑤ 呼气，身体向后仰，骨盆前推，大腿与地面垂直，右手臂朝后方伸直；保持此姿势并调整好呼吸；还原至初始动作，再换手继续练习。

瑜伽体式 6.

鸭行式

呼吸方法 腹式呼吸　　练习次数 **4次**

鸭行式可锻炼腰腹部肌肉,促进腰腹部血液循环,减少腹部赘肉;可按摩盆腔内的器官,缓解痛经、宫寒等症状;可锻炼双腿肌肉,增强腿部力量。

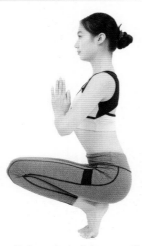

❶ 蹲姿,脚尖踮起,双手合十放于胸前。

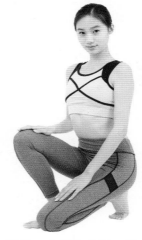

❷ 吸气,右脚向前迈一步,右手放于右膝上,右脚掌着地;左手轻轻搭于左大腿上,左脚尖点地。

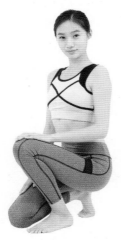

❸ 呼气,左脚向前迈至右膝旁,双脚交换;蹲走10秒。

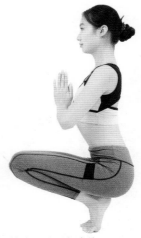

❹ 恢复至初始动作。

\提示/

>> 练习中应始终保持背部挺直向上,收紧腹部。

虎式

呼吸方法 腹式呼吸　　练习次数 4 次

虎式可锻炼腹部肌肉，有助于消除腹部赘肉，塑造平坦腹部；能使脊柱灵活，缓解腰背部酸痛，塑造背部和臀部迷人的线条。

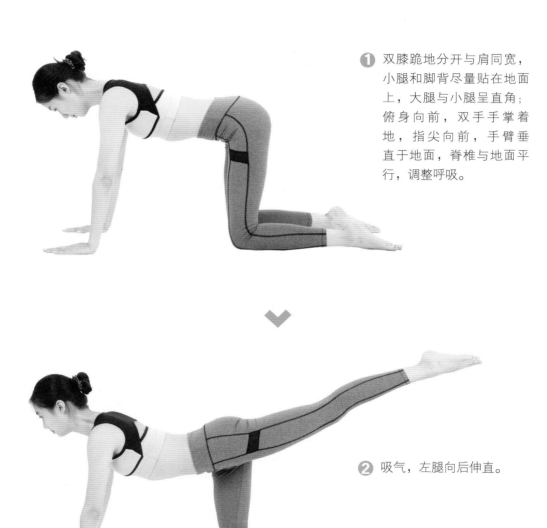

❶ 双膝跪地分开与肩同宽，小腿和脚背尽量贴在地面上，大腿与小腿呈直角；俯身向前，双手手掌着地，指尖向前，手臂垂直于地面，脊椎与地面平行，调整呼吸。

❷ 吸气，左腿向后伸直。

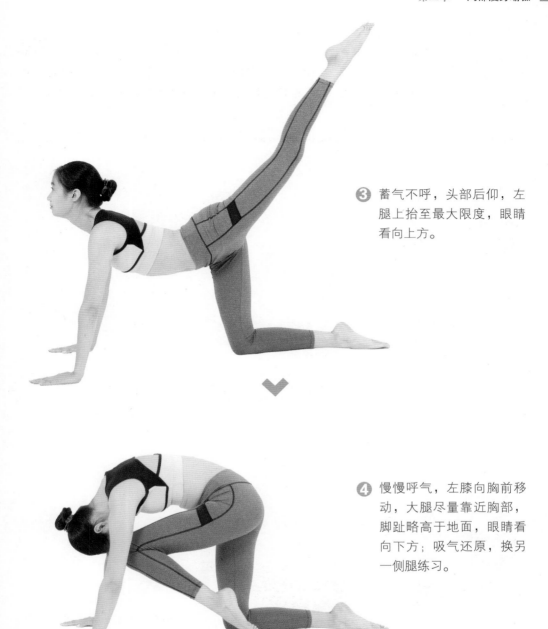

❸ 蓄气不呼，头部后仰，左腿上抬至最大限度，眼睛看向上方。

❹ 慢慢呼气，左膝向胸前移动，大腿尽量靠近胸部，脚趾略高于地面，眼睛看向下方；吸气还原，换另一侧腿练习。

\提示/

>> 做动作时不宜太快，吸气时，伸直的腿切勿在体后摆动。

>> 有严重腰部、背部疾病者慎做该动作。

>> 做动作的中途不可换气，如果练习者气息不足，可根据呼吸频率加快动作速度。

瑜伽体式

8. 下犬式

呼吸方法 腹式呼吸　　练习次数 2 次

　　下犬式能有效牵拉颈部及面部肌肉群，提高局部代谢速度，美容养颜；能增加手臂支撑力量，锻炼腹部肌肉群，美化身体曲线。

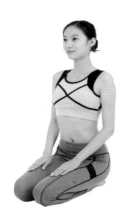 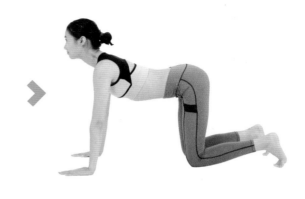

❶ 取雷电坐姿，双手放在两大腿上，眼睛平视前方。

❷ 臀部离开脚后跟，同时踮起脚尖，双手放到前方垫面上撑地，让身体呈四角状。

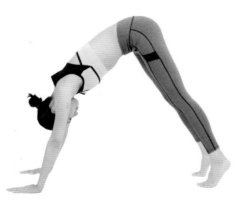 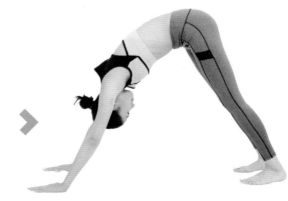

❸ 深吸气，保持双手及脚尖不移动，用力向上抬高臀部，头部位于双臂之间。

❹ 放下脚后跟，让脚掌踩实垫面，感受大腿后侧及背部的拉伸感；保持姿势20秒；回到坐姿，休息。

瑜伽体式 **9.**

轮式

呼吸方法 腹式呼吸　练习次数 **3次**

　　轮式可增强腰腹部肌肉群的力量和弹性，加速腰腹部脂肪的燃烧，消除腹部赘肉；可促进全身血液循环，增强身体免疫力；同时能增强双臂力量。

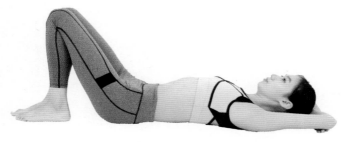

❶ 仰卧，双膝弯曲，双脚尽量靠近臀部，双手向后放于头部两侧之下，双手指尖指向肩部方向。

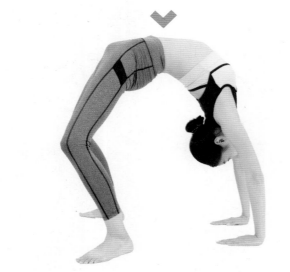

❷ 吸气，身体向上抬起呈拱形，双脚和双手支撑身体；保持此姿势数秒。

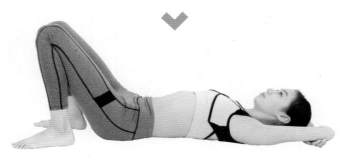

❸ 呼气，放下身体，恢复至初始姿势。

＼提示／

>> 练习动作时手肘不要外扩。

半蹲推球式

半蹲推球式可有效锻炼腹部肌肉，消除腹部多余脂肪；可美化手臂曲线；可锻炼出性感的臀部线条；可调节身体的平衡能力，调节内分泌；可强化生殖系统的功能。

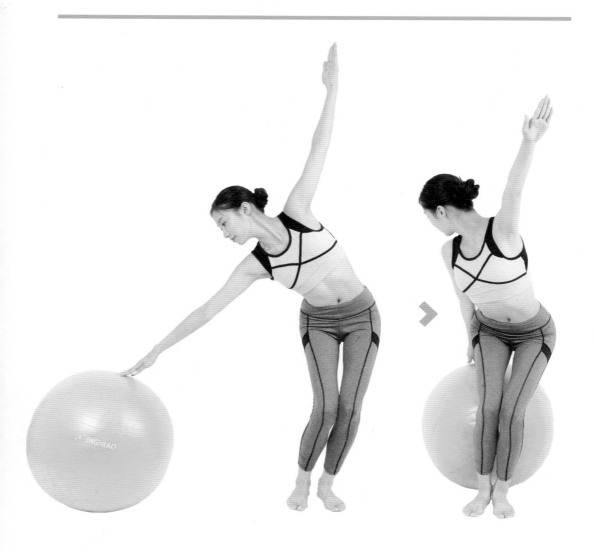

❶ 站立，将瑜伽球放于右手边60厘米处，右手压于球顶；身体重心转移至左脚，左手向上举起。

❷ 缓缓下蹲，将球移到身体正后方。

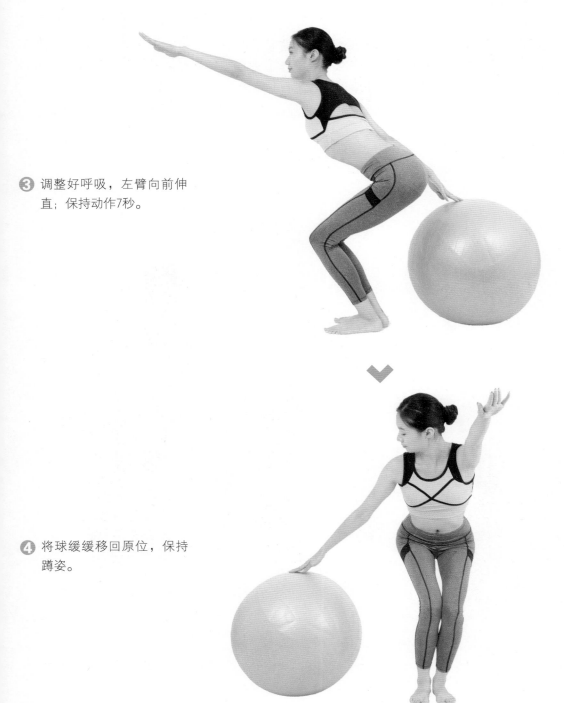

❸ 调整好呼吸，左臂向前伸
直；保持动作7秒。

❹ 将球缓缓移回原位，保持
蹲姿。

\提示/

>> 初学者可以在练习时将双脚分开、重心下移，这样能帮助身体保持平衡。

77

坐球腹式呼吸

呼吸方法 腹式呼吸　　练习次数 4 次

坐球腹式呼吸可有效锻炼腹部肌肉，消除腹部多余脂肪；可增加肺活量，为身体注入更多新鲜氧气；可促进身体的血液循环和淋巴循环；可排除体内的废物和毒素。

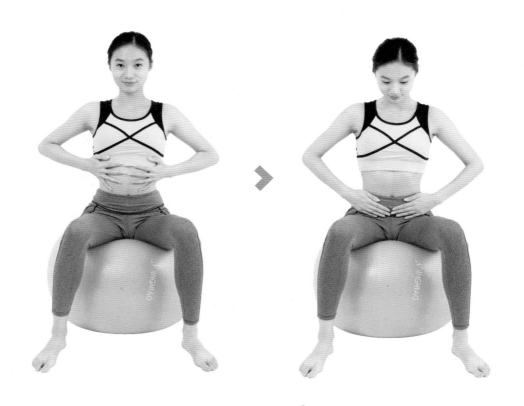

① 坐在瑜伽球上，脊椎挺直；吸气，放松腹部，扩张胸肺部；双手按在胸部肋骨处体会身体吸气胀满的感觉。

② 呼气，缩小胸肺，腹部向脊柱方向收紧；双手按在腹部，体会身体呼气收紧的感觉。

平坦腹部
减肥茶饮

　　喝茶是一种简单有效的腹部减脂方法，一些具有润肠效果的茶饮，有助于去除体内废物，帮助消化，还能有效刺激身体新陈代谢，加速分解小腹的多余脂肪。

瘦腹排脂普洱茶

普洱茶可促进肠道消化，有效加快人体新陈代谢，消除小腹脂肪。

材料： 普洱茶适量，菊花 5 朵

做法： 将普洱茶、菊花用热水冲泡，日常饮。

美腹山楂茶

山楂茶具有去脂、润肠、通便的功效，能有效解决便秘引起的腹部赘肉问题。

材料： 山楂 500 克，荷叶、薏仁各 200 克，甘草 100 克

做法： 将以上材料混合后磨成粉末，分为 10 包，每日饭后取 1 包以沸水冲泡。

瘦身美容桃花茶

桃花茶不仅有助于消除腹部脂肪，还能祛除脸上的斑点。

材料： 干桃花 4 克，冬瓜仁 5 克，白杨树皮 3 克

做法： 将所有材料放于杯中用沸水冲泡，加盖闷10 分钟后即可饮用。

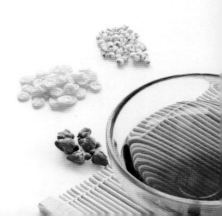

细腰瑜伽

消除腰部脂肪，绽放魅力曲线

　　腰部是女性展露曲线的最佳部位，杨柳细腰一直是女人的终极梦想；然而它也是脂肪最容易囤积的部位，女性的腰线会随着不同的人生阶段而改变。想要保持优美的身材曲线，除了适当节制饮食外，运动是不可缺少的。

瑜伽体式 1.

反斜板式

呼吸方法 腹式呼吸　　练习次数 **4 次**

　　反斜板式可收紧腰部肌肉，促进腰部血液循环，有效燃烧腰部脂肪；可增强手臂的肌肉力量；可按摩腹部器官，改善消化功能；可收缩臀部肌肉，紧致臀部。

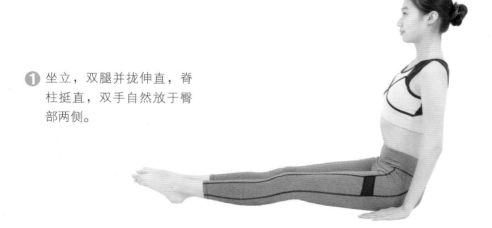

❶ 坐立，双腿并拢伸直，脊柱挺直，双手自然放于臀部两侧。

\提示/

>> 练习动作时应将胸腔尽量前推，有助于保持身体平衡。

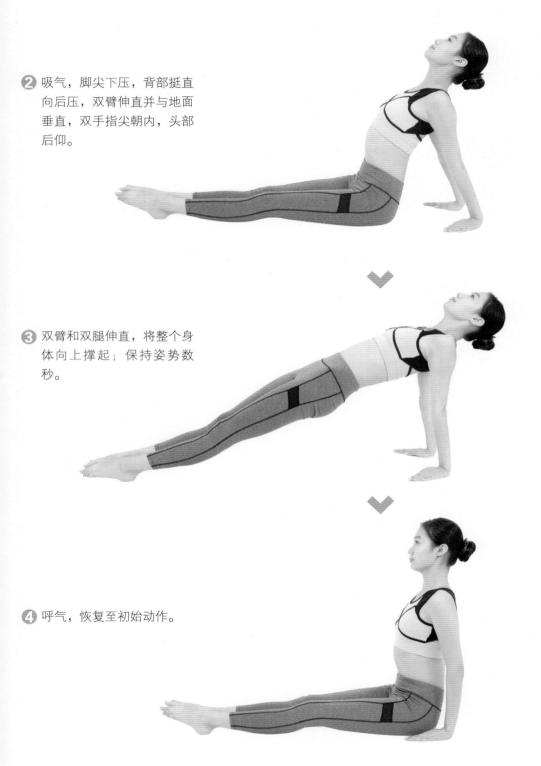

❷ 吸气，脚尖下压，背部挺直向后压，双臂伸直并与地面垂直，双手指尖朝内，头部后仰。

❸ 双臂和双腿伸直，将整个身体向上撑起；保持姿势数秒。

❹ 呼气，恢复至初始动作。

简易脊柱扭转

呼吸方法 腹式呼吸 | 练习次数 6次

简易脊柱扭转能舒展颈部肌肉，美化颈部曲线；能按摩腹部脏器，促进肠道消化能力；能有效拉伸腰部肌肉，加速腰部血液循环，消除腰部脂肪，美化腰部曲线。

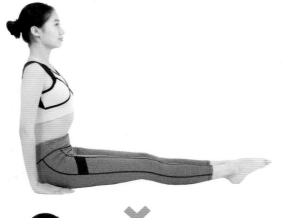

❶ 坐立，脊柱挺直，双腿并拢、伸直，双手自然放于身体两侧。

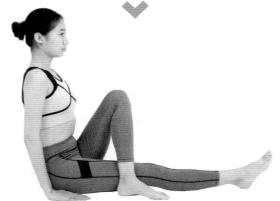

❷ 左腿弯曲，左脚贴于右膝外侧。

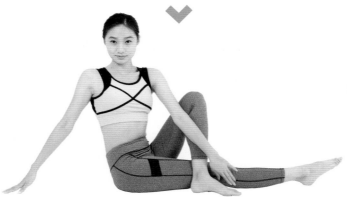

❸ 吸气，头部转向右后侧，脊柱随着头部的转动向右后侧扭转；保持此姿势几秒；恢复至初始动作。

幻椅式

呼吸方法 腹式呼吸　练习次数 4次

瑜伽体式 **3.**

幻椅式能强健背部和两腿肌肉群，消除肩部僵硬，强化脊椎，增进体态平衡稳定，矫正不良姿态；能按摩心脏，扩展胸部。

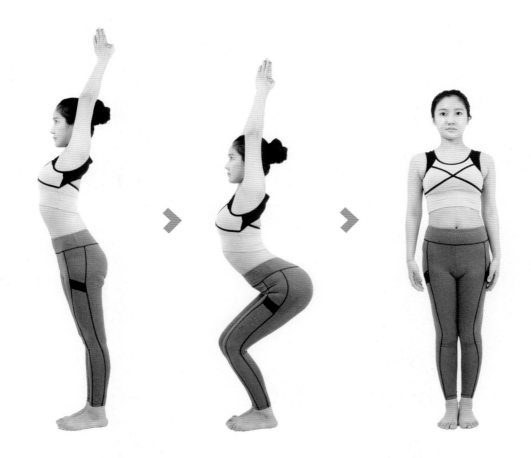

❶ 站立，吸气，双臂向上伸直，头部位于双臂之间，双手合十，大拇指相扣，双臂靠近耳际，背部挺直，眼睛平视前方。

❷ 呼气，膝盖弯曲，身体放低，就像坐在椅子上一样；平稳呼吸，保持此姿势30秒。

❸ 放松身体，恢复站立的初始动作。

瑜伽体式 4. 束角式

呼吸方法 腹式呼吸　练习次数 **4 次**

束角式可增强腰背部肌肉群的力量，美化后腰、背部曲线；可纠正月经周期不规律现象，帮助卵巢正常地发挥功能；可增加下背部、腹部和骨盆的血液流动。

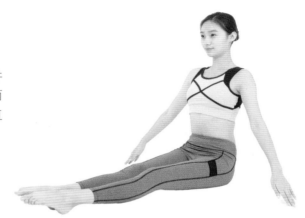

❶ 坐立，背部挺直，双腿并拢伸直，双手放于身体两侧，指尖触地，脚掌绷直向下。

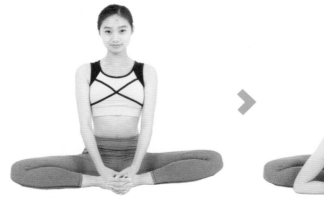

❷ 脚后跟靠近会阴处；吸气，双手握住双脚。

❸ 呼气，身体向下弯曲，依次将头部、鼻子、下巴靠近双脚，双膝紧贴地面；保持此姿势数秒。

\提示/

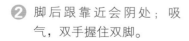

>> 做完此式，将脚向前伸出，轻轻按摩腿部肌肉。

>> 患有腰椎间盘突出者不宜练习此动作。

瑜伽体式 5.

叭喇狗扭转式

呼吸方法 腹式呼吸 ｜ 练习次数 **4 次**

　　叭喇狗扭转式可充分拉伸腰腹部的肌肉，促进腰腹部血液循环，减少腰部赘肉，充分按摩腹部脏器，改善消化系统疾病；可促进全身血液循环，缓解头痛等症状。

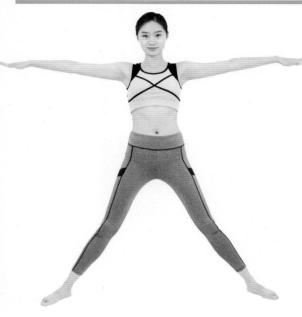

❶ 站立，身体呈"大"字，双臂侧平举至与地面平行，眼睛平视前方。

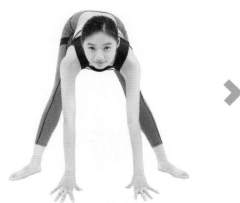

❷ 呼气，上身向前弯曲，手掌放于两脚之间的地面上，目视前方。

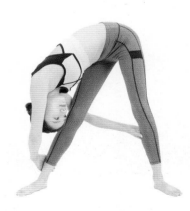

❸ 上身向右扭转，右手从身体后侧绕过抓住左小腿，左手抓住右脚踝；保持姿势数秒；恢复至初始状态，换另一侧练习。

\提示/

>> 初学者如果腰部柔韧度不够好，可以将双手放在双腿两侧的地面来练习扭转的动作。

半月式

呼吸方法 腹式呼吸　练习次数 4次

半月式有助于消除腰侧、臀部外侧及大腿外侧多余的脂肪；有助于改善双腿血液循环，强壮脊椎骨的下部区域，伸展脊椎；能通过挤压和舒展胃部，减缓胃部疾患。

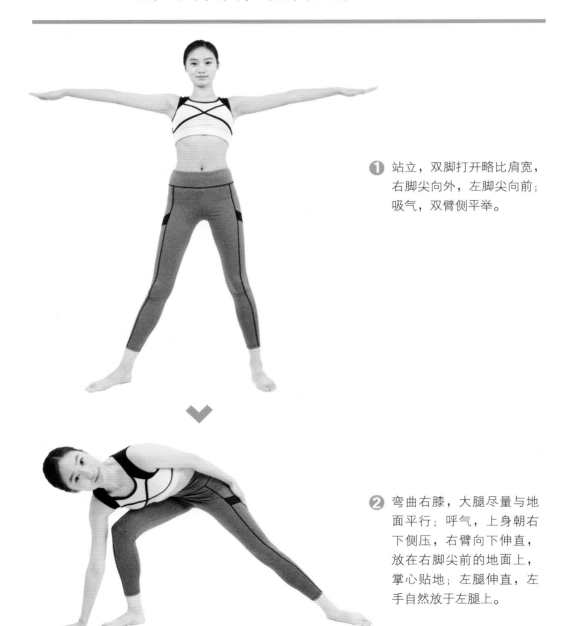

❶ 站立，双脚打开略比肩宽，右脚尖向外，左脚尖向前；吸气，双臂侧平举。

❷ 弯曲右膝，大腿尽量与地面平行；呼气，上身朝右下侧压，右臂向下伸直，放在右脚尖前的地面上，掌心贴地；左腿伸直，左手自然放于左腿上。

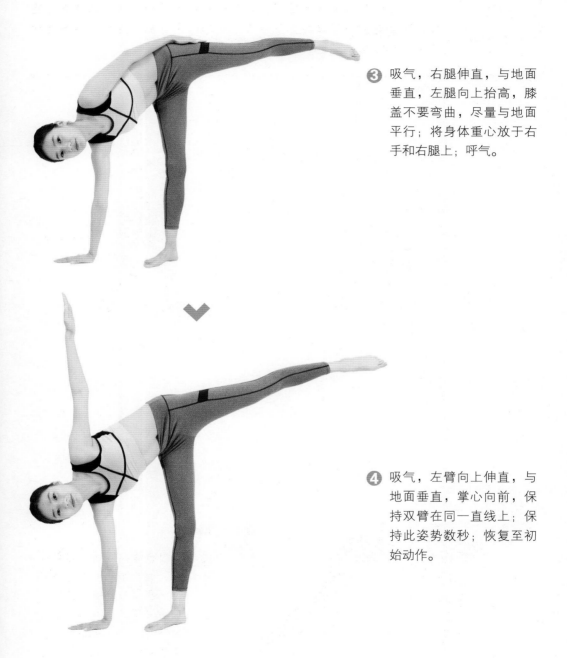

❸ 吸气，右腿伸直，与地面垂直，左腿向上抬高，膝盖不要弯曲，尽量与地面平行；将身体重心放于右手和右腿上；呼气。

❹ 吸气，左臂向上伸直，与地面垂直，掌心向前，保持双臂在同一直线上；保持此姿势数秒；恢复至初始动作。

\提示/
>> 半月式很考验身体的平衡力，一开始如果做不好，千万不要勉强。练习中要保持手臂伸直。

7.

三角伸展式

呼吸方法 腹式呼吸　　练习次数 **4次**

三角伸展式可锻炼腰部肌肉，消除腰部多余脂肪；可增强脊柱灵活性；可按摩腹部脏器，养护消化系统；可促进面部血液循环，改善皮肤粗糙等问题。

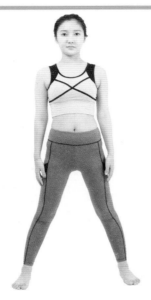

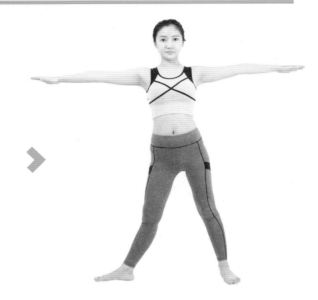

① 站立，双脚分开略宽，双臂自然垂于体侧。

② 吸气，双臂侧平举，掌心向下。

③ 呼气，上身向右下方倾斜，右手抓住右脚踝，左手向上伸展，五指张开，面部朝上，眼睛看着左手手指；平稳呼吸，保持10秒；换另一侧练习。

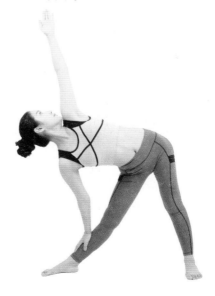

\提示/

>> 练习时应始终保持双臂在同一直线上，并体会腰部肌肉的伸展。

瑜伽体式

8.

鸽子式

呼吸方法 腹式呼吸　　练习次数 4次

　　鸽子式可强化侧腰肌，消除腰部赘肉；可强化臀肌，减少臀、髋部脂肪，伸展臀部肌肉；可扩展胸部，柔软肩关节，丰胸，消除副乳。

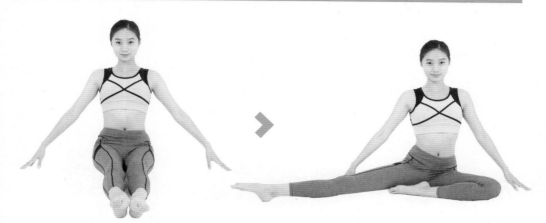

❶ 坐立，背部挺直，双腿并拢伸直，双手放于身体两侧，指尖触地。

❷ 双腿向两侧打开、伸直；左腿弯曲，左脚跟放于会阴处，右腿紧贴地面。

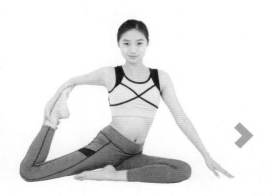

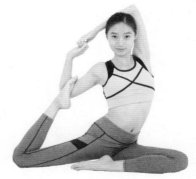

❸ 右腿屈膝，右小腿与大腿垂直，右脚尖指向上方；右臂弯曲，用右手肘内侧揽住右脚，背部挺直。

❹ 左手向后伸展绕过脑后，与右手相扣，双腿姿势不变；保持此姿势10秒；回到初始动作，放松休息。

\提示/

>> 初学者如果腰部柔韧度不够好，可以将双手放在双腿两侧的地面来练习扭转动作。

瑜伽体式 9.

肩倒立式

　　肩倒立式能收缩腰腹部肌肉，消除腰腹部脂肪；通过躯干向上牵引的姿势，能使下垂的腹部器官恢复原位；能有效促进血液循环，消除失眠多梦和精神紧张等不良症状。

❶ 仰卧，双腿并拢伸直，双手放于身体两侧，掌心贴地。

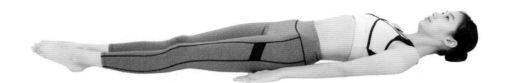

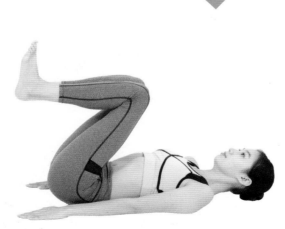

❷ 吸气，双腿抬起，双膝弯曲，双手按压地面。

＼提示／

>> 初学者可以用毛毯垫于双肩的下方，以帮助减轻肩部压力。

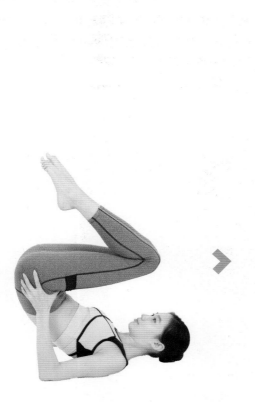

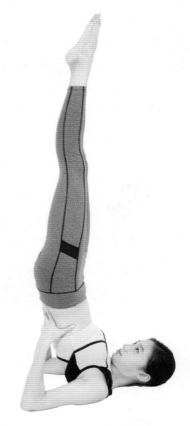

❸ 呼气，双手扶住腰部，双腿向上抬起，膝盖弯曲，大腿继续向上抬至与地面平行。

❹ 吸气，双腿向上伸直，与臀部和肩部处于同一直线上；用头部、肩部、上臂和双肘撑地，下巴收起；保持此姿势数秒。

❺ 呼气，慢慢放下身体，恢复至初始动作。

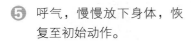

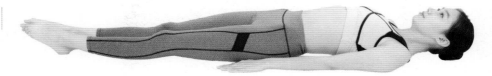

单腿轮式

呼吸方法 **腹式呼吸**　练习次数 **4次**

　　单腿轮式能充分拉伸腰部的肌肉，加速腰部血液循环，减少腰部赘肉；能按摩腹部脏器，提高消化能力；能拉伸膝盖，提高膝盖的灵活性。

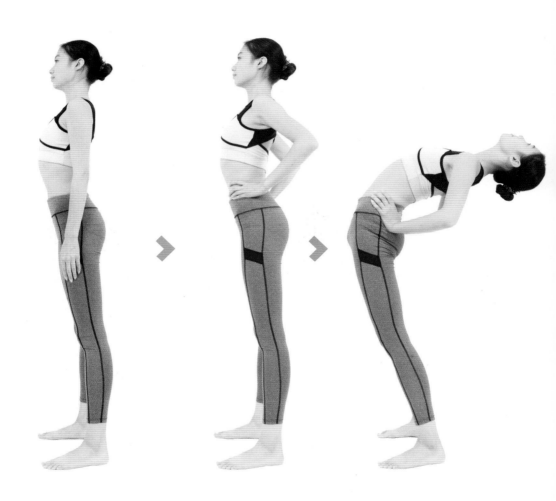

❶ 站立，背部挺直，双脚分开与肩同宽，双臂放于身体两侧，眼睛平视前方。

❷ 身体不动，双手插于腰部两侧，保持平稳呼吸。

❸ 吸气，向前推送骨盆，上身后倾，将身体重心放于双腿上。

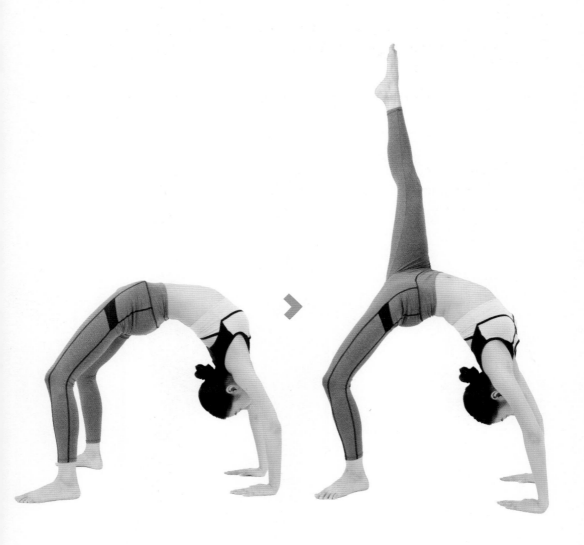

❹ 身体继续后仰，双臂打
开，手掌贴地，保持双肘
伸直，指尖向内。

❺ 保持左腿姿势不变，右腿
向上慢慢抬起，直至与地
面垂直；保持此姿势5秒；
呼气还原。

\提示/

>> 此体位对身体综合素质要求较高，初学者应在专业教练的指导下进行练习。

11.

坐球伸展式

坐球伸展式可促进全身血液循环，有效拉伸腰部肌肉，消除腰部赘肉；可缓解坐骨神经痛。

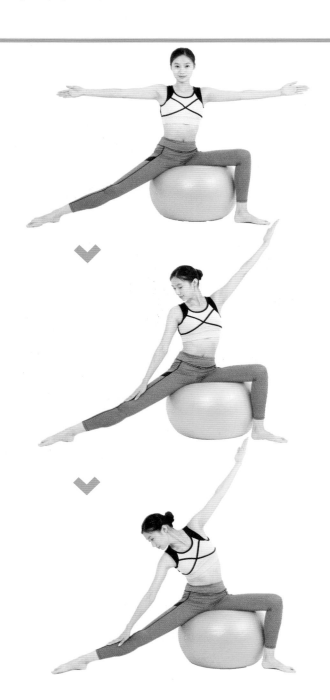

❶ 双腿呈弓步分开，臀部坐于瑜伽球上，打开双臂，与肩膀呈一条水平线。

❷ 呼气，上身向右侧弯曲，左手抬高，右手放于右腿膝盖上。

❸ 吸气，向右下方压腰，右手移至小腿处；保持姿势10秒。

消脂养颜
瘦腰汤饮

　　食用具有消脂功效的减肥汤，可以促进体内血液循环，加速新陈代谢，对清除体内囤积的惰性脂肪很有帮助，可以实现消脂减脂的目的。

顺气瘦腰汤

　　食用顺气瘦腰汤有助于体内脂肪的排出，还能促进血液循环。当循环变好了，脂肪就会顺利地经由新陈代谢排出体外。

材料：鸡胸骨1副，蛤蜊500克，竹笋块500克，人参须25克

做法：1.鸡骨汆烫，将血水及浮油捞干净。

　　　2.将人参须、竹笋、鸡胸骨一起放入锅中，炖到水开为止。

　　　3.放入蛤蜊煮至蛤蜊开口即可。

瘦腰养颜鱼汤

食用瘦腰养颜鱼汤可有效消除腰部多余脂肪。

材料：水芹菜200克，鲫鱼1条，香砂仁25克，淮山15克

做法：1.将鲫鱼用油略煎。

　　　2.和其他配料一同放入锅中加水，加到淹没材料为止，炖2个小时即可。

瘦肉汤

食用瘦肉汤可起到美化腰部曲线的效果。

材料：瘦肉丝400克，党参、车前子（用布包好）、泽泻各15克，淮山20克，山楂10克

做法：将全部材料加3大碗水煮2~3小时。

纤臂瑜伽

伸展瑜伽，轻松打造纤细手臂

完美的女人无论是身体的哪个部位都要保持漂亮、纤细。手臂是穿衣打扮后最显而易见的部位，拥有纤细的手臂才能真正达到整体修身的效果。本小节的简单瑜伽操，可以帮助你轻松打造纤细手臂。

瑜伽体式 **1.**

手臂屈伸式

呼吸方法 腹式呼吸　练习次数 6次

手臂屈伸式能拉伸臂部肌肉，减掉双臂赘肉；能塑造胸部完美曲线，矫正背部曲线；能舒展背阔肌；能放松肩关节，增强肩关节的灵活性。

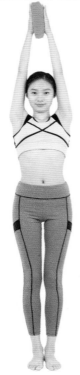 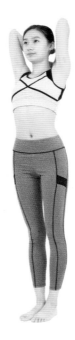

❶ 站立，双腿并拢，双手夹住瑜伽砖，双臂向上伸直。

❷ 吸气，手肘向身后弯曲，体会手臂肌肉的拉伸。

\ 提示 /

>> 练习时应保持身体直立，抬头挺胸。

瑜伽体式

2. 海狗变化式

呼吸方法 腹式呼吸　练习次数 4 次

海狗变化式可紧实手臂肌肉，消除双臂脂肪，美化手臂曲线；可增强肩关节和膝关节的柔韧性；可按摩腹部脏器。

❶ 坐立，背部挺直；吸气。

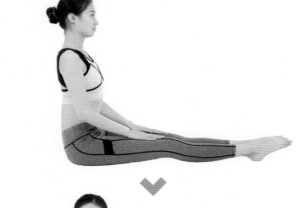

❷ 呼气，右膝弯曲，左腿朝左侧伸直。

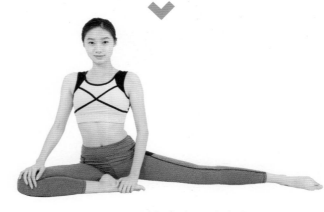

❸ 左腿向上弯曲，双手抓住左脚掌；吸气，体会双臂肌肉被拉伸的感觉；保持动作几秒；恢复至初始动作，换另一侧练习。

\提示/

>> 练习时要保持呼吸顺畅和下半身平衡。

手臂推举姿势

呼吸方法 腹式呼吸　练习次数 4 次

手臂推举姿势可拉伸手臂肌肉，美化手臂线条；可矫正驼背；可改善呼吸，调整情绪。

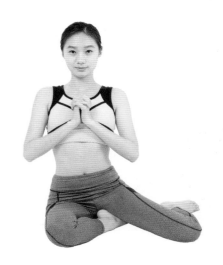

1. 跪坐于地，右脚放于左大腿下，双手十指交叉，置于胸前。

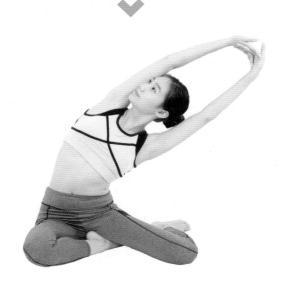

2. 吸气，双手抬高，掌心朝上，双臂贴近双耳；尽量将手臂伸直，一边吐气，一边向左倾上身；保持此姿势10秒；吸气，还原动作，换另一侧练习。

\ 提示 /

>> 身体侧弯时不可歪斜，应保持身体平衡。

>> 练习时将注意力放于手臂和腹部肋骨处。

瑜伽体式

4. 手腕活动式

呼吸方法 腹式呼吸　　练习次数 4次

　　手腕活动式可使手臂纤细，美化手臂线条；可使手腕变得更加灵活；可美化臀部线条。

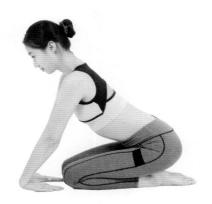

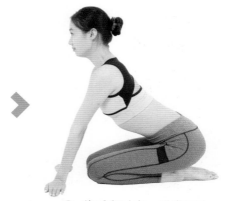

❶ 跪坐，臀部坐于脚后跟上，双臂伸直，手背贴地，手心朝上，手腕下压。

❷ 将手翻过来，手掌压地。

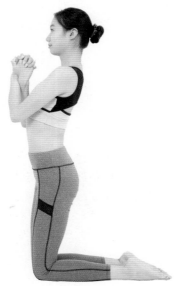

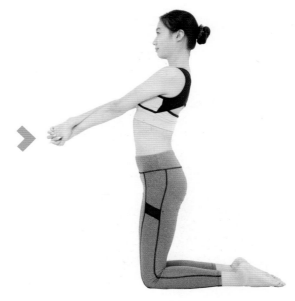

❸ 屈肘，双手放于胸前，手腕交叉，十指相扣，始终保持背部挺直。

❹ 双手保持十指相扣的姿势，手臂从内向外旋转，扭动手腕。

瑜伽体式 **5.**

牵拉手臂式

呼吸方法 **腹式呼吸**　练习次数 **12次**

牵拉手臂式可减少上臂多余脂肪，塑造纤细的手臂曲线；可减轻肩膀和颈部的压力。

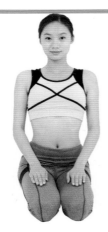

❶ 取雷电坐姿，双手自然垂于体侧，眼睛平视前方，调整呼吸。

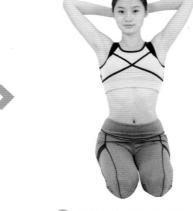

❷ 保持双腿姿势不变，双臂向上抬高至头顶处，双手在后脑勺处交叉相握，掌心面对后脑。

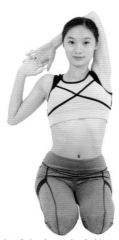

❸ 右手向右用力牵拉，带动左臂向右用力，感受左臂的拉伸感；保持姿势20秒。

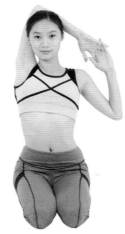

❹ 双手回到脑后，休息片刻；左手向左用力牵拉，带动右臂向左用力；保持姿势20秒；松开双手揉捏手臂内侧，休息。

双角式

瑜伽体式 **6.**

呼吸方法 腹式呼吸　　练习次数 **4次**

双角式可强健双臂和手腕的肌肉，使手臂变得纤细；可让胸部自然坚挺，美化胸部曲线；可使腹部变得平坦；可提高臀线，改善便秘；可放松腰部，有助于神经协调；可加速血液回流至大脑。

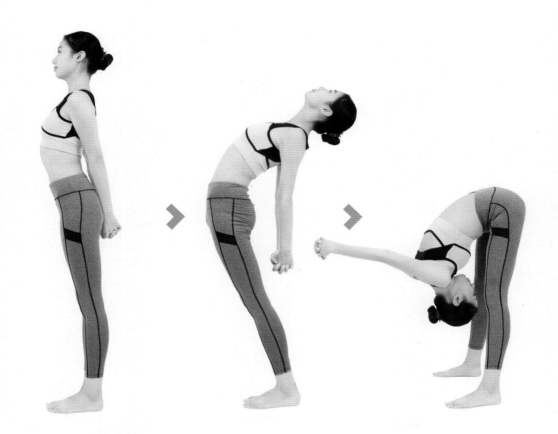

❶ 站立，双腿并拢，双手于身后十指交叉。

❷ 先吐气再缓缓吸气，上身尽量后仰，手臂向下伸直。

❸ 吐气，上身向前弯曲，腰部与下身垂直；头部向腿部靠拢，双手尽量上举；保持此姿势数秒；缓缓吸气，还原身体。

＼提示／

>> 练习时注意身体的左右平衡。

瑜伽体式
7. 鸟王式

呼吸方法 腹式呼吸　练习次数 **2次**

鸟王式可拉伸双臂肌肉，美化手臂线条；可使手腕、肘关节和肩关节变灵活；可使膝关节变柔软、灵活；可强化腿部力量；可提高身体平衡力。

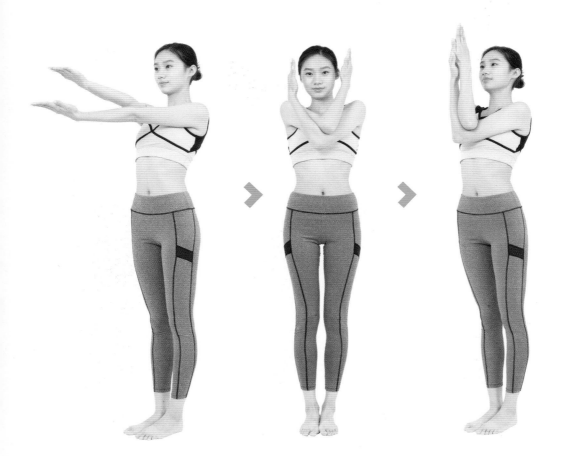

1 身体站直，双臂前伸，右肘压左肘。

2 双肘向上屈。

3 两手腕相绕，手心相对合十。

\提示/

>> 练习时应坚持动作至双手感到疲软后再还原，这样效果才会显著。

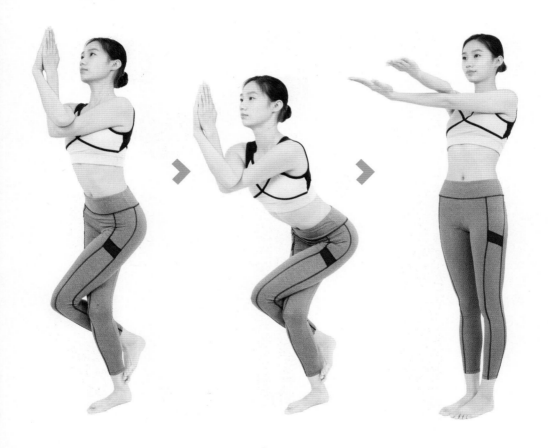

④ 双膝微微弯曲，左小腿抬起，从前面跨过右膝，勾住右小腿肚，将身体重心放于右腿，右脚趾牢牢抓紧地面。

⑤ 深吸气，背部挺直，慢慢下蹲；保持身体平衡，上身前倾，体会腰背部的拉伸感；保持此姿势30秒。

⑥ 还原成直立姿势，换另一侧练习。

瑜伽体式

8. 回控球式

回控球式能增加手臂肌肉力量，美化双臂曲线；能锻炼双腿、背部、臀部和腹部的肌肉，全方位塑造美丽的身体曲线；能提升身体肌肉的控制力和平衡力。

❶ 双臂撑地，双手放于臀部
两侧，手指向前，球放于
小腿下。

❷ 吸气，大腿和手臂伸直，
抬起臀部，保持身体在同
一水平线上；平稳呼吸。

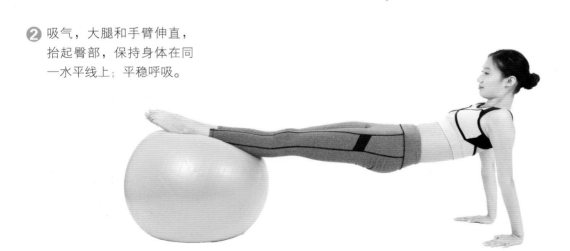

\提示/

>> 练习动作时手指张开能减少手腕受力。

瑜伽体式

9.

转腰细臂式

呼吸方法 腹式呼吸 | 练习次数 3次

转腰细臂式能有效锻炼大臂肌肉，消除手臂上的"蝴蝶袖"；通过身体的左右扭转，还能锻炼腰腹肌肉，促进腰部代谢。

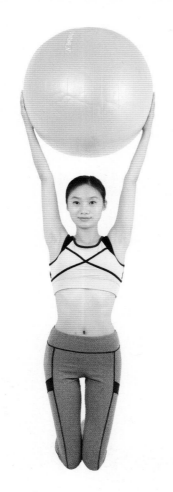

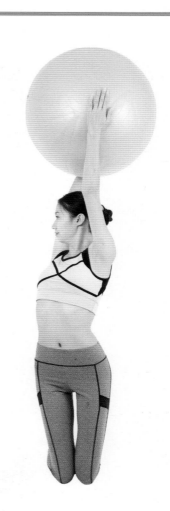

❶ 双膝跪在垫子上，双手抱住球；吸气，双臂上举。

❷ 呼气，保持跪姿，腰部右转，头部和手臂随之右转，保持背部挺直；保持平稳呼吸；缓缓恢复至初始姿势，换另一侧练习。

\提示/

>> 练习动作时上身要保持挺直，转腰时腹部应收紧，肩膀放松。

站姿前推球式

呼吸方法 **腹式呼吸**　练习次数 **4次**

站姿前推球式能舒展手臂肌肉，美化双臂线条；能紧致腰腹部肌肉；能提高精神专注力及身体平衡能力；能按摩腹部脏器，刺激消化系统，清除肠道毒素和垃圾。

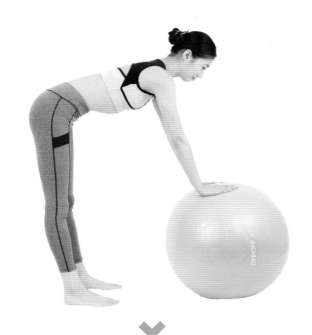

❶ 双脚分开比肩膀稍宽，双手向下伸直，压球。

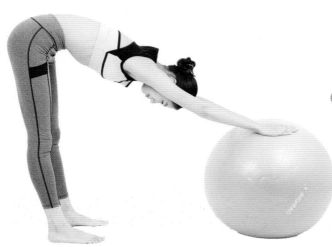

❷ 推球，尽量向前伸展手臂和脊柱；保持平稳呼吸。

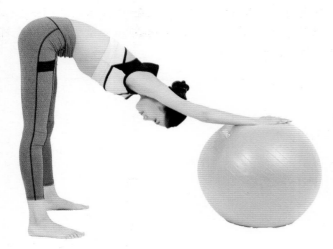

❸ 背部尽量下压，保持身体重心稳定；吸气。

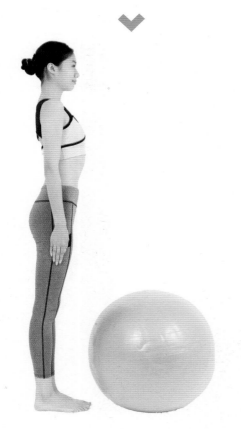

❹ 上身缓缓抬起，还原动作。

\提示/

>> 拉伸脊背时要利用腰背的力量，肩膀不要用力。

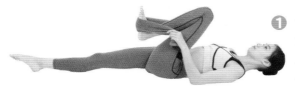

瘦臂毛巾操

利用毛巾做毛巾操也可以有效去除手臂上的赘肉，帮助你轻松甩掉"蝴蝶袖"。下面就让我们一起来学习具有瘦臂功效的毛巾操吧。

❶ 仰卧，左膝弯曲，双手拿着毛巾的两端，将毛巾的中间部分放于左脚掌中心；将左脚伸直，双臂伸直；持续动作20秒；换另一侧重复练习。

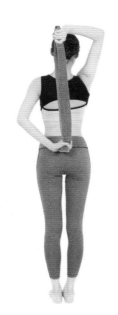

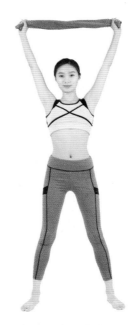

❷ 站立，双腿并拢，腰背挺直，双手分别拿着毛巾的两端，手臂弯曲绕至后背，右手在上、左手在下，将毛巾纵向拉；换另一侧练习。

❸ 站立，双脚分开大于肩宽，双手分别拿着毛巾的两端向上举起，手臂伸直，肘部不要弯曲，腰背挺直，双腿膝盖绷紧。

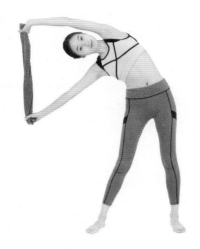

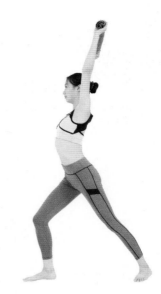

④ 站立，双脚分开约30厘米，双手分别拿着毛巾两端，垂直向上举起，毛巾呈拉直状态，上身和双手向右倾；保持动作20秒；换另一侧重复动作。

⑤ 站立，双脚打开与肩同宽；右脚向前迈一大步，右膝弯曲，左脚向后伸直，双脚脚掌着地，双手分别拿着毛巾的两端伸直向上举起；保持动作20秒；换脚重复动作。

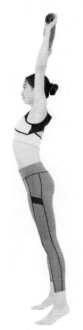

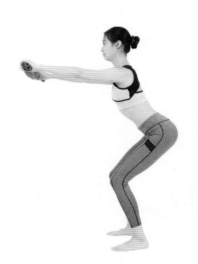

⑥ 站立，双脚张开与肩同宽，双手分别拿着毛巾的两端伸直向上举起，踮起脚尖；保持动作20秒。

⑦ 站立，双脚分开与肩同宽，双手分别拿着毛巾的两端向前伸出；双膝弯曲下蹲；保持动作20秒。

塑臀瑜伽

魔鬼翘臀，重拾性感

女性的身体包含着无限美感，而臀部的完美曲线往往是性感的体现，S 形的曲线有一半是在臀部展露出来的。想要保持优美的臀形，最好的办法就是通过瑜伽操来消除臀部赘肉，紧实臀部肌肉，重塑臀部线条，让你的臀部拥有无与伦比的性感魅力。

瑜伽体式 1. **单腿蝗虫式** 呼吸方法 腹式呼吸 练习次数 4 次

单腿蝗虫式能够提臀、紧实臀部肌肉；能够滋养脊柱神经，增强背部、腰部肌肉的柔韧性，消除背部疼痛；能够改善失眠、哮喘、支气管炎等病症。

① 俯卧，下巴轻放于地面，双手放于身体两侧，手掌放于大腿旁，掌心朝上。

② 左腿尽量抬高，右腿向地面用力压；保持平稳呼吸，慢慢将左腿放回地面；呼气，放松全身，换右腿练习。

\提示/

>> 孕妇或背部受伤者请避免练习这个体式。

>> 身体上提时应该收紧臀部和大腿肌肉，以免下背部受伤。

瑜伽体式

2.

虎式

　　虎式可以锻炼臀部肌肉，提高臀部弹性；可以美化腿形；可以缓解背部僵硬；有助于产后体形恢复；可以改善肠道健康。

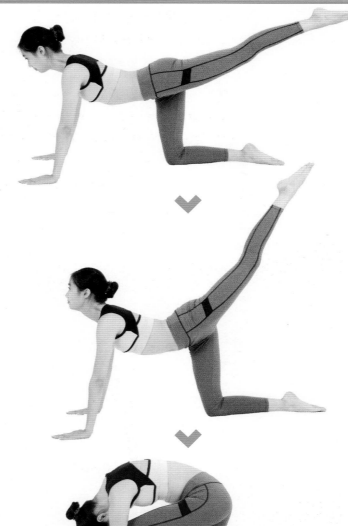

❶ 跪姿，双腿并拢，大腿垂直于地面，脊柱挺直并与地面平行；吸气，左腿向后伸直。

❷ 蓄气不呼，头部后仰，左腿上抬至最大限度，眼睛看向上方。

❸ 慢慢呼气，左膝向胸前移动，大腿尽量靠近胸部，脚趾略高于地面，眼睛看向左膝盖；吸气还原，换另一侧腿练习。

\ 提 示 /
>> 练习时应调整好颈部后仰的幅度，以免拉伤颈部。

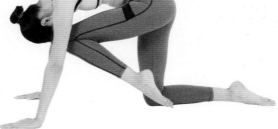

踮脚翘臀式

呼吸方法 腹式呼吸　　练习次数 4次

踮脚翘臀式能够紧实臀部肌肉、提肛，美化臀部线条、提臀；能够拉伸腿部肌肉，美化腿形。

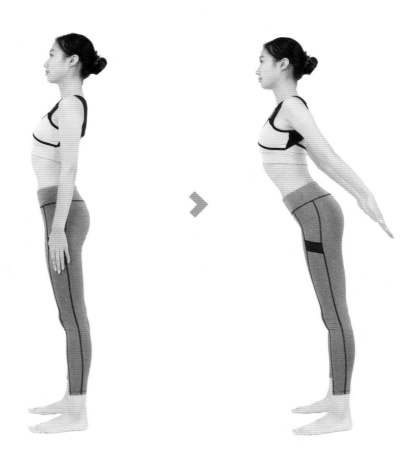

❶ 站立，双腿自然分开，昂首挺胸，双臂自然下垂。

❷ 身体前倾，两臂向后延伸，臀部后翘，尾椎向后顶，腰椎前倾。

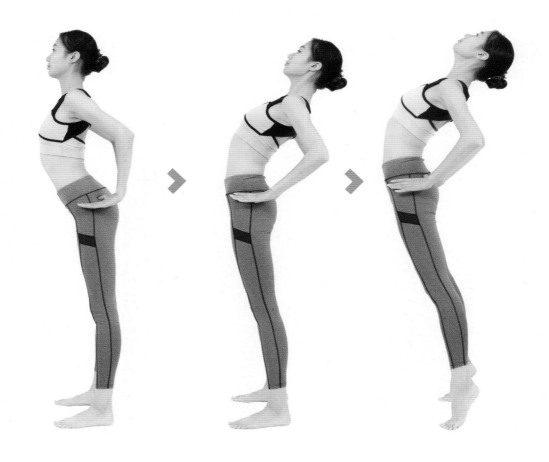

❸ 双手虎口放于臀部下缘，抬头挺胸。

❹ 上身慢慢后仰，下身保持不动。

❺ 踮起脚跟，身体尽量后仰，向前推送腰腹部，眼睛保持平视。

\提示/

>> 双手虎口放在髋关节处的环跳穴处，同时脊柱、胸和腰要尽量前挺，以达到最佳锻炼效果。

舞王式

舞王式可紧实腰部、腹部、臀部肌肉，美化臀部线条；还可强化腿部力量，提高身体平衡能力。

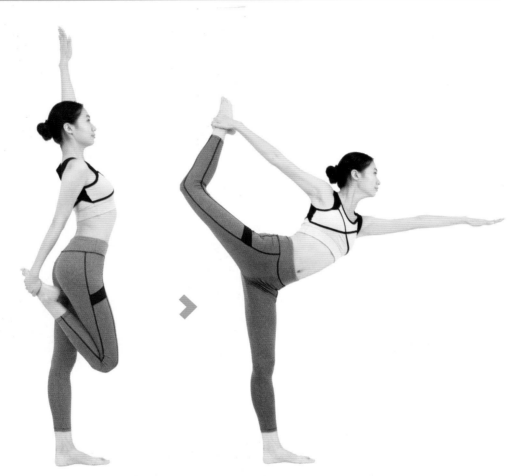

❶ 站立，吸气，右腿后抬，右手抓住右脚，同时左臂向上伸直。

❷ 呼气，右手拉起右腿向上伸展，左臂向前伸直，保持平衡；持续20秒，保持呼吸顺畅；呼气，还原姿势，换另一侧腿练习。

\提示/

>> 练习这个动作起初可能会有重心不稳的现象，可先慢慢做分解动作，待重心稳住后，再连贯地做动作。同时，做动作时要保持呼吸顺畅。

瑜伽体式 5.

桥式

呼吸方法 腹式呼吸　练习次数 **4次**

桥式可刺激腰部、腿部、臀部肌肉，增加肌肉结实度；可增强身体柔软度，补养和强化背部肌肉群，伸展内脏器官；可促进血液循环，缓解双腿疲劳；可强健腰椎、手臂、腕部及踝关节。

❶ 平躺于地板上，双手放在身体两侧，手心向下，双膝弯曲，双脚分开与髋同宽，脚跟与坐骨呈一条直线，脚尖向前。

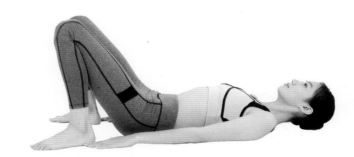

❷ 双脚下踩，抬起骨盆，臀部离地；当臀部向上抬高时，脊椎骨从下背部依次提起；臀部抬到最高位置时，上背部也抬离地面。

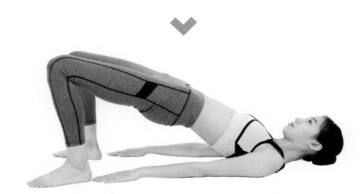

❸ 双手支撑腰部，同时舒展胸部，挺起腰腹，使臀部抬得更高；保持5个呼吸；呼气，从上背部依次将脊椎骨一节节慢慢放下，直到身体回到起始位置。

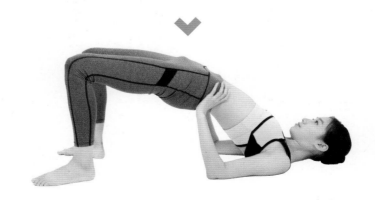

\提示/

>> 练习动作时双膝距离要始终保持不变。刚开始若靠腹部力量提起躯干很难，可以用手扶住腰。

>> 每次做完动作后，要把后腰贴在地面上，稍作休息。

头顶轮式

头顶轮式可紧实臀部，预防臀部下垂，强化腿力；可刺激头顶穴位，按摩头部，提神醒脑，提高记忆力；还可以矫正驼背。

❶ 平躺于地板上，深呼吸。

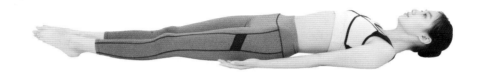

❷ 双腿分开，双膝弯曲，将
　脚跟拉近臀部。

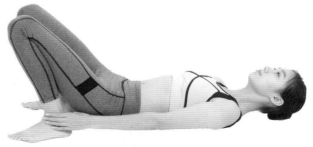

\提示/

>> 做动作时，一定要将臀肌夹紧，同时收腹、缩肛，直至肌肉有酸痛感，达到刺激臀部肌肉的效果。

>> 将精神力集中在臀肌，感受臀肌用力后的酸痛感，这样在还原后身心能得到放松，练习者会倍感舒畅。

❸ 双手反撑于耳朵两侧，臀部
　向上抬。

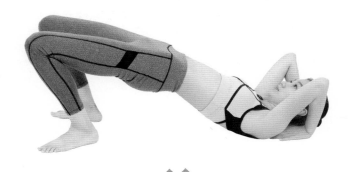

❹ 吐气，头向后仰，头顶着地。

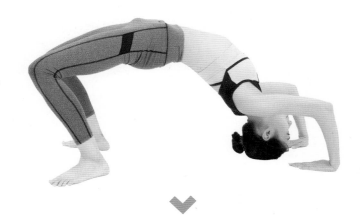

❺ 调整好重心，双手抓着脚
　跟、缩腹、夹臀、收肛，做
　深呼吸；还原，调整气息。

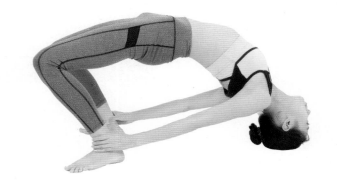

\提示/

>> 头顶地能够刺激头部穴位，如果有刺痛感，属正常现象。

抬臀内收式

呼吸方法 腹式呼吸　练习次数 **4次**

抬臀内收式可以加强臀大肌的收紧感，提臀，消除赘肉，使臀部更有弹性，美化臀部曲线；还可增强腰腹部的肌肉力量。

❶ 平躺于地面，双臂放于身体两侧，双腿弯曲，脚心着地，自然呼吸。

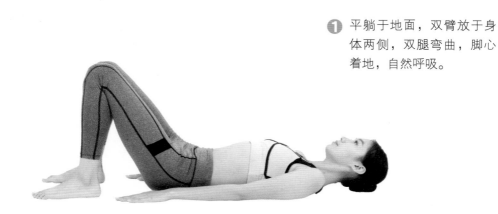

❷ 夹紧臀部并垂直上抬；保持姿势10秒。

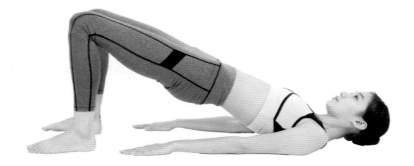

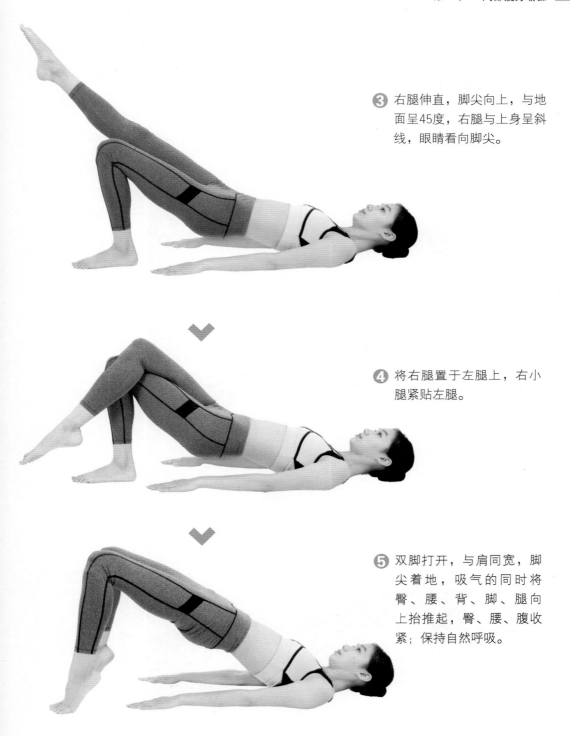

❸ 右腿伸直，脚尖向上，与地面呈45度，右腿与上身呈斜线，眼睛看向脚尖。

❹ 将右腿置于左腿上，右小腿紧贴左腿。

❺ 双脚打开，与肩同宽，脚尖着地，吸气的同时将臀、腰、背、脚、腿向上抬推起，臀、腰、腹收紧；保持自然呼吸。

\提示/
>> 初学者若身体柔韧性不好，可双脚着地，脚跟不离地。

119

瑜伽体式 8. 天鹅潜水式

呼吸方法 腹式呼吸 　练习次数 4次

天鹅潜水式可完善臀部曲线，紧实臀部肌肉；还可减少背部多余脂肪。

1 俯卧，额头点地，双臂向前伸直，紧贴地面。

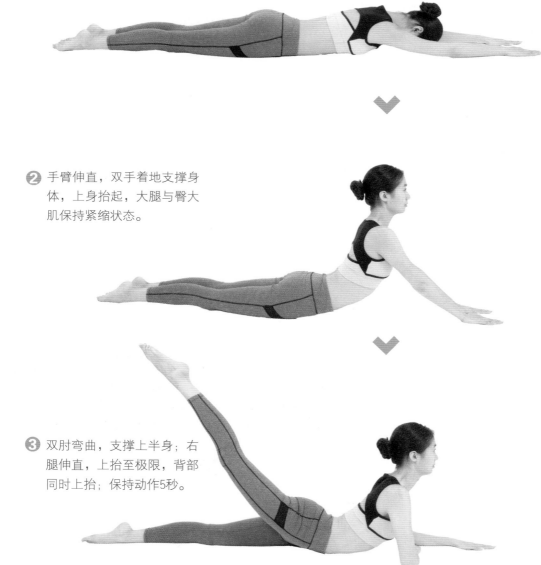

2 手臂伸直，双手着地支撑身体，上身抬起，大腿与臀大肌保持紧缩状态。

3 双肘弯曲，支撑上半身；右腿伸直，上抬至极限，背部同时上抬；保持动作5秒。

❹ 右手上抬，伸展至个人极限。

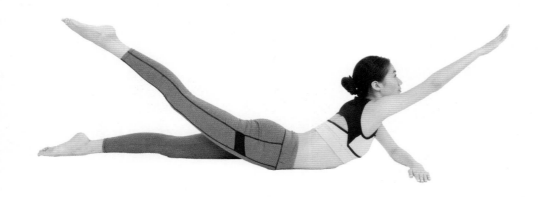

❺ 小腹微收，双手握拳于身后，身体保持上抬；保持动作10秒；放松身体，还原。

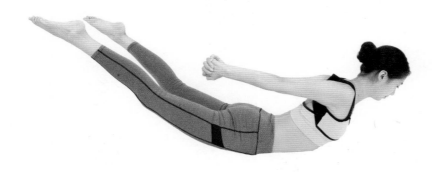

\提示/

>> 若双腿无法同时上抬，可将双臂屈于胸前，抬起上身，将一条腿上抬至个人极限，再换腿练习。

>> 练习过程中要保持呼吸顺畅。

单腿离地式

呼吸方法 腹式呼吸　练习次数 4次

单腿离地式可增强臀中肌的力量，塑造圆润美丽的臀部线条；可有效锻炼背部和腹部肌肉；可改善脊柱神经的血液流动；可按摩腹部脏器，改善便秘的症状。

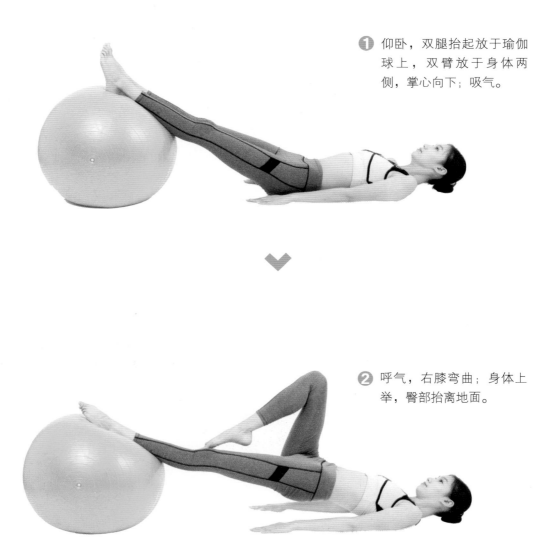

❶ 仰卧，双腿抬起放于瑜伽球上，双臂放于身体两侧，掌心向下；吸气。

❷ 呼气，右膝弯曲；身体上举，臀部抬离地面。

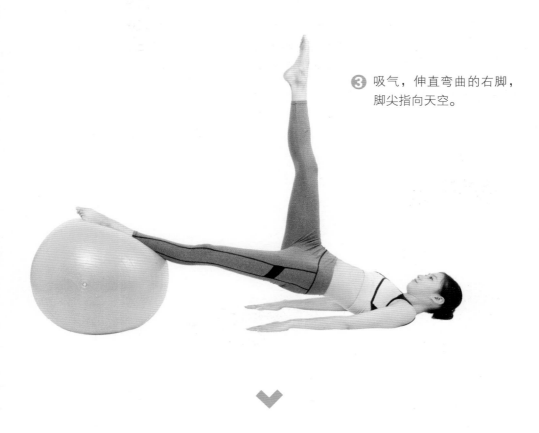

❸ 吸气，伸直弯曲的右脚，脚尖指向天空。

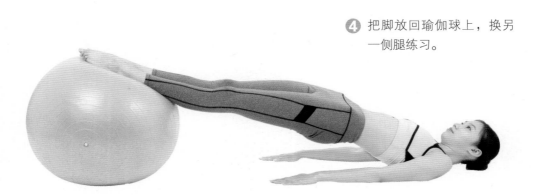

❹ 把脚放回瑜伽球上，换另一侧腿练习。

直角侧抬腿式

呼吸方法 腹式呼吸　练习次数 4 次

直角侧抬腿式可收紧臀肌，强化臀部外侧肌肉，具有提臀效果，可让臀部呈现优美线条；还可减少髋部、腰部赘肉。

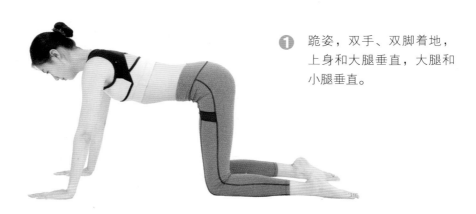

❶ 跪姿，双手、双脚着地，上身和大腿垂直，大腿和小腿垂直。

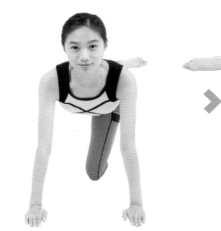

❷ 吸气，右腿上抬，膝盖与臀部保持水平。

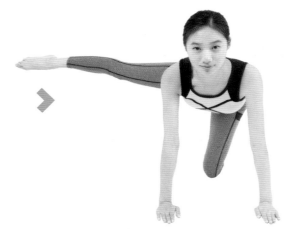

❸ 呼气，右腿向外侧伸直，并与地面平行；还原姿势，换另一侧腿练习。

\提示/

>> 每天坚持练习这个动作，应根据个人体力适度练习，不要太勉强，至全腿和臀部产生酸痛感就好。

五步
美臀操

针对臀部进行练习的美臀操，能有效锻炼臀部周边的肌肉群，刺激臀部多余脂肪的分解和燃烧，起到按摩臀部淋巴系统的作用，使囤积的毒素和多余的水分加速排出体外。

■ 第一步：单腿下蹲

站立，两臂侧平举，左腿弯曲并尽量下蹲，然后再站直；蹲时呼气，立时吸气，保持呼吸均匀。如果觉得这个动作比较困难，可借助栏杆等物体支撑。

■ 第二步：双腿下蹲

两腿分立，稍宽于肩，两脚外展，双臂相交平举下蹲，直到大腿与地面平行。站立及下蹲时臀部用力，尽量收紧臀部。

■ 第三步：跪地抬腿

双膝跪地前臂支撑身体于地面交叉，将额头平放在手上，背部与地面保持平行；抬起一腿用力上举，直到膝部与臀部成为一条直线，且大腿与地面保持平行；换腿再做。

■ 第四步：前跨步法

单腿向前跨步，弯曲双膝，前跨大腿与地面平行，小腿垂直地面，后腿弯曲角度大于90度；收回前腿，双腿并拢站立，收臀；换腿重复动作。做这个动作时，尽量避免手臂的助力。

■ 第五步：提臀

仰躺，膝盖弯曲，双臂伸直贴于腰间，双脚张开与肩同宽；用力抬起臀与腰部，使身体呈一条直线，保持姿势2秒。如果有明显腰酸的感觉，就应停止动作，避免对腰椎造成伤害。

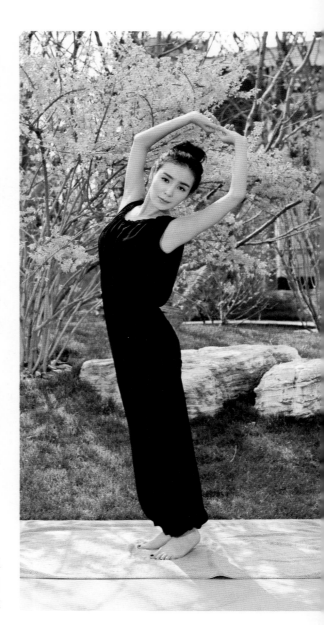

美腿瑜伽

修炼挺拔身姿，塑造纤细美腿

亭亭玉立、双腿秀美，是每个女性所追求和渴望的。修长的美腿是女性美丽优雅的一个重要条件，一双纤细健康的长腿会给你的形象增色不少。怎样瘦腿最快、最有效？简单轻松的瘦腿瑜伽操帮你克服粗腿难题，助你快速瘦腿，展露自信傲人美腿！

瑜伽体式 1. **下蹲脊柱扭转式** 呼吸方法 腹式呼吸 练习次数 4次

下蹲脊柱扭转式可消除腿部多余脂肪；可按摩腹部脏器，活化肠道，促进体内毒素排出；可滋养背部神经，保持脊柱弹性，使脊柱更加柔韧。

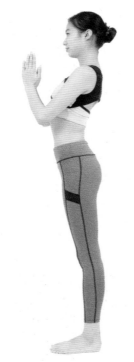 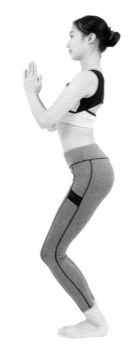

❶ 自然站立，双腿并拢，脊柱挺直，双手于胸前合十，眼睛看向前方。

❷ 屈膝，上半身不动，保持呼吸顺畅。

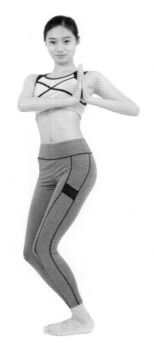

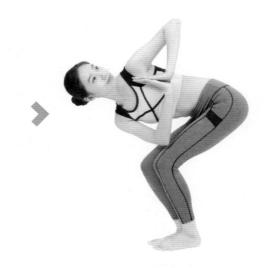

❸ 右臂施力，双手向左侧推移，同时头跟着向左移动，目光平视。

❹ 呼气，下蹲，胸腹贴近大腿，上半身左转，右上臂贴于左大腿外侧；吸气，眼睛向上看。

❺ 身体保持原状，右臂下伸，右掌贴于左脚外侧地面，指尖向前；左臂向上伸展，眼睛看向左手指尖，身体最大限度地扭转；保持姿势5秒；还原放松，换另一方向再做。

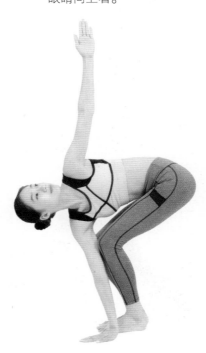

\提示/

>> 身体扭转过程中，速度一定要慢，注意力集中在背部，感受身体反应，若背部产生剧烈疼痛，应立即停止。

侧角伸展式

呼吸方法 腹式呼吸　练习次数 4 次

侧角伸展式可以强化大腿、双膝及脚踝的力量，促进下肢血液循环，美化腿部线条并防止腿部浮肿；可以充分扩展胸部肌肉，消除腰部的多余脂肪，活化肠道。

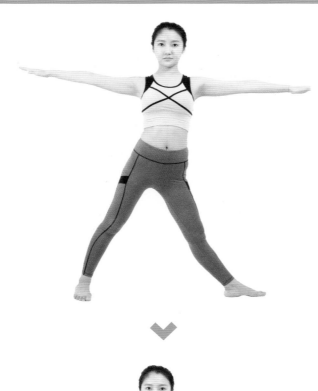

❶ 站立，两脚大步分开，左脚尖向外，右脚尖向前，双臂侧平举。

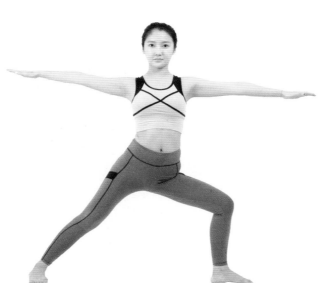

❷ 左腿弯曲，尽量使左大腿与地面平行。

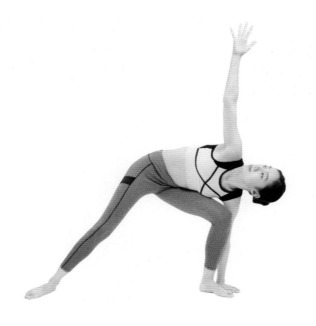

❸ 左手掌放在左脚踝外侧的地面上，左手臂紧贴左小腿；呼气，右臂向上伸直，手掌向前；头部上仰，眼睛看向上方，调整呼吸。

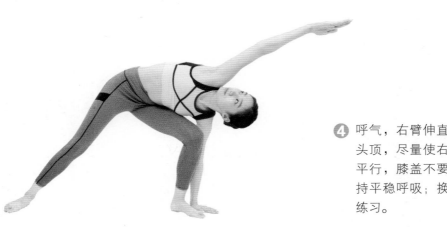

❹ 呼气，右臂伸直贴耳举过头顶，尽量使右臂与右腿平行，膝盖不要弯曲；保持平稳呼吸；换另一侧再练习。

\提示/

>> 在日常生活中要多快走，多纵跳，多抬腿；少坐，少站，少蹲。这样可以防止下肢的血液循环受阻，避免腿部浮肿。常踮脚，利用等车、工作间隙等零碎的时间，长期坚持会令小腿变得纤细修长。另外，跷二郎腿会导致小腿浮肿，严重影响腿部线条。

瑜伽体式

3. 摩天式

摩天式可优化腿部曲线，使腿部更加纤细、优美；可按摩腹部脏器，有助于身体排毒；可滋养脊柱，保持脊柱弹性；可锻炼胸部，防止乳房下垂。

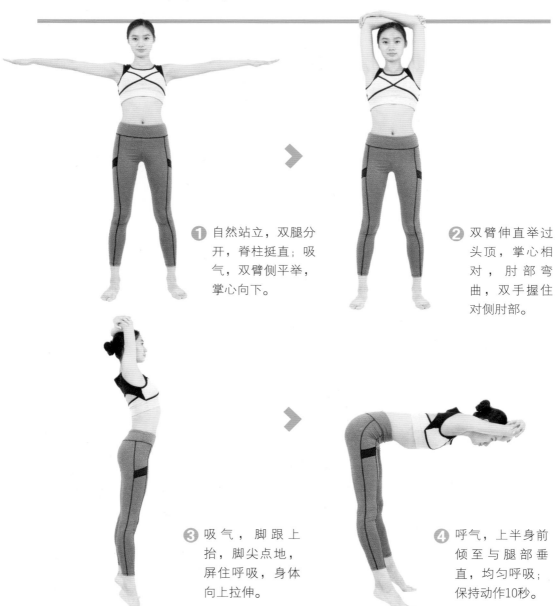

❶ 自然站立，双腿分开，脊柱挺直；吸气，双臂侧平举，掌心向下。

❷ 双臂伸直举过头顶，掌心相对，肘部弯曲，双手握住对侧肘部。

❸ 吸气，脚跟上抬，脚尖点地，屏住呼吸，身体向上拉伸。

❹ 呼气，上半身前倾至与腿部垂直，均匀呼吸；保持动作10秒。

\提示/

>> 初学者可用双脚着地代替踮脚，但要收紧腹部，保持平稳呼吸。

瑜伽体式 4. 虎式变式

虎式变体可燃烧髋部和大腿区域脂肪，美化腿形；可提臀，紧实臀部肌肉；可强健生殖器官。

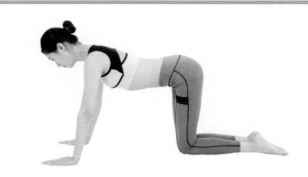

❶ 取跪姿，自然呼吸，双腿并拢，挺直脊柱；呼气，前倾上半身，臀部上抬，双手置于地板上，呈爬行姿势，大小腿垂直。

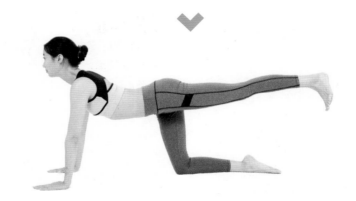

❷ 吸气，左腿上抬并向后伸直，与地面平行，膝盖不要弯曲，左脚尖内勾。

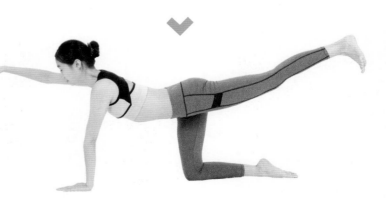

❸ 右臂上抬，向前伸直，与地面平行，右臂与左腿在一条直线上；保持身体平衡，保持姿势数秒；换另一侧做相同练习。

\提示/

>> 进行到第③步时，髋部要放平，不可上翻；左腿伸直，膝盖不可弯曲，脚尖向内勾；手臂要伸直。

>> 初学者如果无法完成此套动作，只做虎式基本动作即可，不必过于强求，以免出现不适反应。

瑜伽体式 **5.**

俯卧腿屈伸式

呼吸方法 腹式呼吸　　练习次数 **4 次**

俯卧腿屈伸式可燃烧腿部脂肪，紧实腿部肌肉；可延伸颈部，美化背部线条；还可紧实臀部，增强膝关节的灵活度；可提高身体平衡感；可强健生殖器官。

❶ 俯卧，双臂置于身体两侧，掌心向下，下巴触地，双脚夹紧瑜伽砖。

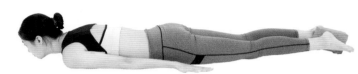

❷ 膝盖弯曲，小腿慢慢上抬，腹部不要离地。

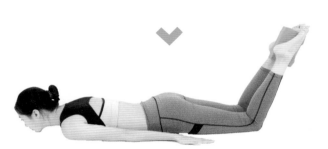

❸ 屈肘，双臂置于头部两侧，小臂紧贴地面，掌心贴地，指尖朝前；吸气，臀部上抬至个人最大限度。

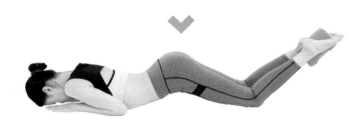

❹ 蓄气不呼，小腿上抬至与地面垂直；保持此姿势10秒，自然呼吸；还原放松，反复练习。

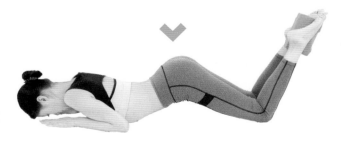

\提示/

>> 此套动作对坐骨神经痛和大多数背部疾病有治疗、调理作用。

132

瑜伽体式 6.

半莲花单腿背部伸展式

呼吸方法 腹式呼吸　　练习次数 **4次**

半莲花单腿背部伸展式可塑造紧致纤细美腿，美化腿部线条；还可预防坐骨神经痛、腿部抽筋，促进血液循环，改善下半身寒冷症。

❶ 坐正，挺直腰背，深呼吸。

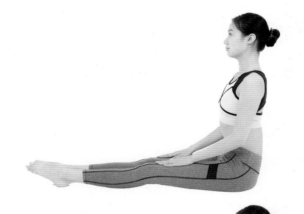

❷ 吸气，弯曲右膝，右脚放于左大腿上。

❸ 呼气，身体缓慢前倾，双手抓左脚掌；保持动作数秒，自然呼吸；还原身体，换另一侧腿练习。

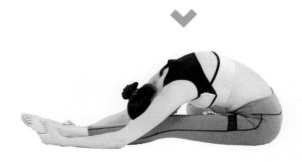

\提示/

>> 若腿部筋骨比较僵硬，身体弯不下去，不要太勉强，不要心急，只要感受到拉伸感即可。

新月式

　　新月式可以充分伸展臀部、腿部的肌肉，美化腿部线条，消除双腿酸痛，收紧臀部；手臂上举的动作还可以提高身体平衡感和精神专注力。

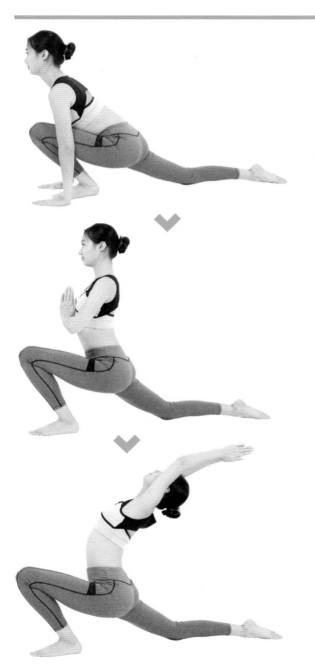

❶ 由金刚坐开始，膝盖用力，支撑臀和腿，左脚向前迈出一大步；右脚向后伸长，脚趾向后，小腿和膝盖紧贴地面。

❷ 双手合十放于胸前，目光平视，弯曲左膝，昂首挺胸，挺直背部，大腿有上抬之感；保持姿势不动。

❸ 双臂沿耳际向后伸直，身体随即后弯，合掌姿势不变；保持该姿势10秒；换另一侧练习。

\提示/

>> 若腿部筋骨较僵硬，弯不下去，不要太勉强，只要有拉伸感即可。

瑜伽体式

8. 踩单车式

呼吸方法 腹式呼吸　练习次数 4 次

踩单车式可紧实大腿，消除腿部赘肉，改善小腿曲线，美化腿形；还可以预防内脏下垂，加快全身新陈代谢。

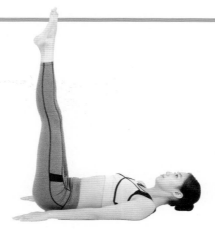

❶ 平躺于垫上；吸气，双脚向上伸直，脚尖绷直；呼气。

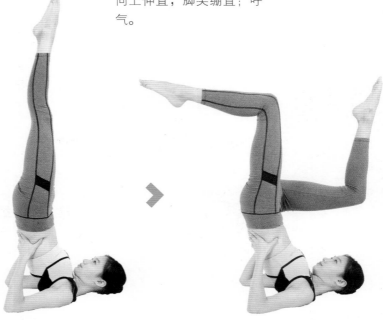

❷ 吸气，臀部向上抬，双手撑腰，身体重心放在双手上；保持姿势不变，做深呼吸。

❸ 配合呼吸节奏，双脚以踩脚踏车的方式轮流踩动；坚持练习10秒以上；慢慢还原身体。

9. V字形平衡式

呼吸方法 腹式呼吸　练习次数 2次

　　V字形平衡式可减少髋部、腿部脂肪，伸展腿部肌肉、韧带；可加强腹肌和腰背肌的力量及平衡感。

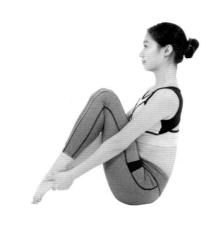

❶ 坐正，双腿向前伸直，自然呼吸；吸气，双腿弯曲，双手抱脚。

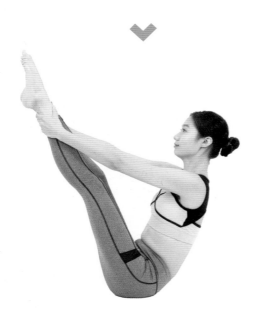

❷ 呼气，双腿慢慢伸直，尽量贴近身体，腹部收紧；保持姿势20秒，调整呼吸；还原放松后重复动作。

\提示/

>> 练习时，若体力不够，可减少练习时间，但不要放弃，多练习几次，直到双腿有酸痛感，这样会有明显的瘦腿效果。

瑜伽体式

10.

鹭鸶式

鹭鸶式可充分拉伸腿部韧带，增加腿部弹性，预防小腿抽筋；能按摩腹部脏器，促进消化，改善便秘。

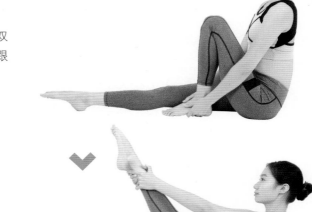

❶ 坐立，右腿向前伸，绷直，双手抱住左脚掌，尽量使左脚跟贴近臀部；吸气。

❷ 呼气，同时左腿上抬，伸直；吸气。

❸ 呼气，挺直脊背，将左腿缓慢地拉近身体；保持动作10秒，自然呼吸；还原，换腿做相同的练习。

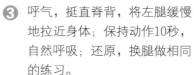

\提示/

>> 练习时若感到腿部僵硬，无法伸直，只要做到自己的最大限度即可。

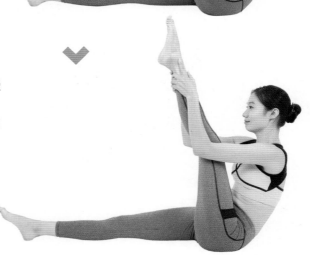

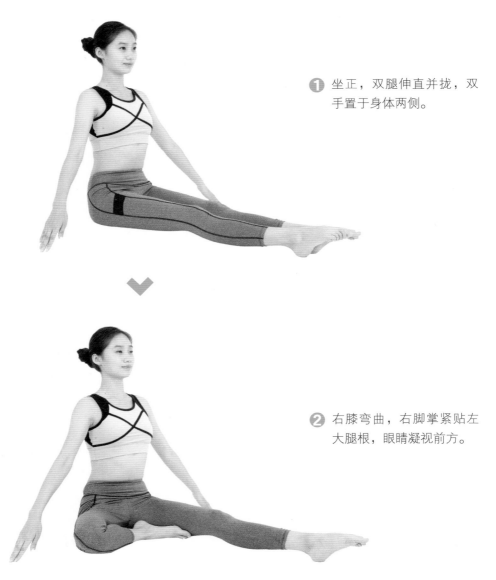

瑜伽体式 **11.**

跪姿舞蹈式

呼吸方法 **腹式呼吸**　练习次数 **4次**

跪姿舞蹈式可拉伸腿部线条，矫正体态，提高形体美感；还可以缓解女性经期疼痛，促进血液循环。

❶ 坐正，双腿伸直并拢，双手置于身体两侧。

❷ 右膝弯曲，右脚掌紧贴左大腿根，眼睛凝视前方。

\提示/

>> 做动作时要保持脊背挺直。

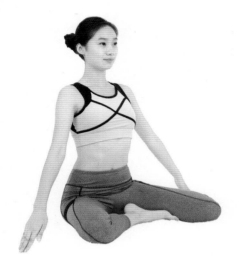

❸ 右腿不动，左腿向后弯曲，左脚跟靠近臀部。

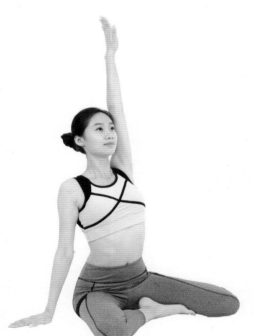

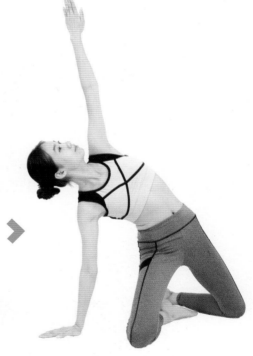

❹ 吸气，右手撑地，左手指向天空。

❺ 呼气，右手用力撑地，身体后仰，臀部离开地面；左手尽量向左后侧伸展；换另一侧练习。

坐角式

坐角式可以塑造腿部优美线条，美化腿形；还可以促进血液循环及新陈代谢。

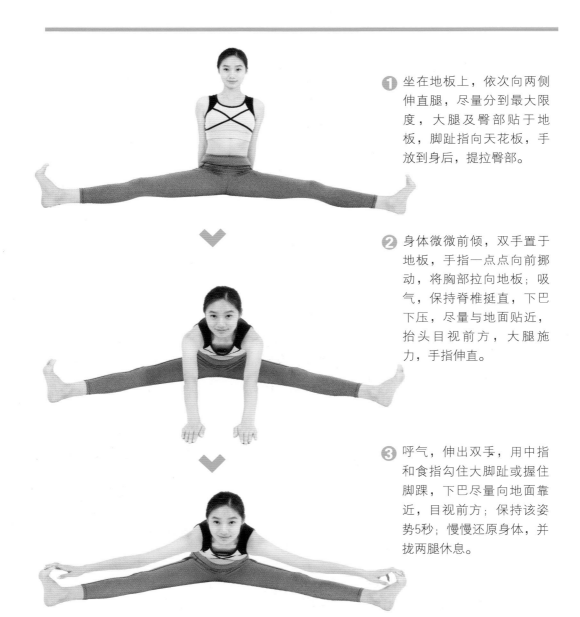

1 坐在地板上，依次向两侧伸直腿，尽量分到最大限度，大腿及臀部贴于地板，脚趾指向天花板，手放到身后，提拉臀部。

2 身体微微前倾，双手置于地板，手指一点点向前挪动，将胸部拉向地板；吸气，保持脊椎挺直，下巴下压，尽量与地面贴近，抬头目视前方，大腿施力，手指伸直。

3 呼气，伸出双手，用中指和食指勾住大脚趾或握住脚踝，下巴尽量向地面靠近，目视前方；保持该姿势5秒；慢慢还原身体，并拢两腿休息。

\提示/

>> 练习时若双腿不能完全打开，应根据个人情况，量力而行，熟练后再加大力度。

瑜伽体式
13. 神猴式

呼吸方法 腹式呼吸　　练习次数 4 次

神猴式可伸展腿部后侧肌肉和韧带，美化腿部线条；可调整骨盆位置。

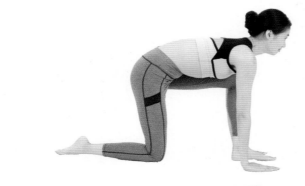

❶ 右腿跪地，左腿弓步屈膝，双手置于左腿两侧。

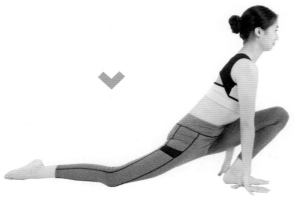

❷ 身体重心向左腿移动，右腿伸直，小腿紧贴地面。

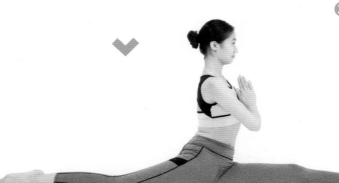

❸ 收回身体重心，脊背与地面垂直，双臂置于体侧，双手撑地，将左腿缓慢伸直；双手于胸前合十；保持动作10秒，调整呼吸；换腿做相同的练习。

\提示/

>> 初学者可选择一腿弯曲的方式来做此动作，练习多次后再选择劈腿，以免拉伤腿筋。

六个细节 轻松美腿

疲劳、久坐、缺乏锻炼会造成水分在腿部堆积，导致双腿浮肿；常穿高跟鞋的人，多下半身血液循环不畅，腿部易出现赘肉。日常生活中要多做腿部练习，才能防患于未然。

▌ 三分钟晨操

一边做早餐，一边忙里偷闲做做腿部运动：叉腰，双腿分开站立，腰部轻轻左右扭转来拉动脚部肌肉，兼有紧致臀部的效果，一举两得。

▌ 上班轻松步

每天多为自己创造走路的机会，走路时先以脚跟落地，比脚尖或脚掌落地能消耗更多能量，进而达到美腿的目的。

▌ 办公室椅子操

在办公室里也能美腿：坐在椅子上，紧贴椅背，右腿尽自己最大限度向左方抬高至胸口，锻炼大腿内侧肌肉并改善腿部线条；还可以双手抱住右膝，将右腿拉高，贴向胸口，左右交替做 10 次，这样可加快盆骨位置的新陈代谢。

▌ 上下楼梯法

保持正确姿势上下楼梯可以使瘦腿效果更明显：踏上楼梯时，上身要保持挺直，后腿拉直，这样可加速脂肪消耗。

▌ 自我腿部推拿法

用热水浸泡双脚时，先轻柔按摩脚心，继而在小腿肌肉处上下推拿，每天坚持做 10 分钟。这样可加速腿部新陈代谢，促进体内废物及水分排出。

▌ 少盐饮食

想拥有纤细美腿，就要控制每天摄入的盐量，若每天的摄盐量多于 10 克，体内就容易积聚多余的水分，导致腿部肥肿。

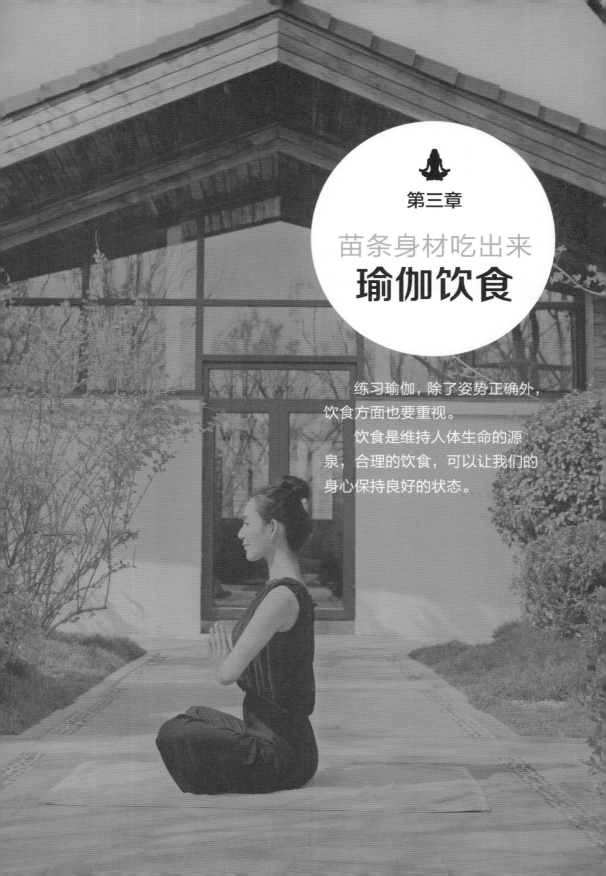

第三章

苗条身材吃出来
瑜伽饮食

练习瑜伽，除了姿势正确外，饮食方面也要重视。

饮食是维持人体生命的源泉，合理的饮食，可以让我们的身心保持良好的状态。

食物的三大属性
认识食物的特性

饮食在瑜伽体系中占有重要的地位。合理的饮食可以让我们处于良好的状态,对于瑜伽练习有很大的帮助;而不合理的饮食会引起身心失调。瑜伽理论根据食物被人们食用后对身心的影响,将其分为悦性食物、变性食物和惰性食物。瑜伽修行者认为,为了身体的健康、心灵的平静,要多吃悦性食物,少吃变性食物,不吃惰性食物。

悦性食物

悦性食物色香味美,富有营养,很少选用香料和调料,烹饪方法简单。食用悦性食物可以培养高尚的情操,使身体变得健康、纯洁、轻松、精力充沛,使心灵宁静而又愉快。这类食物能够创造更健康、更敏锐的身体和精神系统,它包括新鲜水果、大部分新鲜蔬菜、豆制品、乳制品、坚果及温和香料等。

变性食物

变性食物是能够提供能量,有益身体但不利于心灵的食物。经常食用变性食物会引起身心浮躁不安,不适合瑜伽修行者。这类食物包括浓茶、强烈调味品、酱油、白萝卜、巧克力、可可、汽水、过多的香料和食盐、辣椒等。

惰性食物

惰性食物是容易引起怠慢、疾病和心灵迟钝的食物。此类食物对身体有害,对心灵更是无益。在进餐时经常选择经过煎炸、烘烤的菜肴,或者烹饪时加入过多的香料、调料等;这些对瑜伽修行者是极不合适的,因为它们会使身体发胖,增加体重,饭后较长一段时间内会感到积滞、怠惰,性情易于激动、暴躁。惰性食物包括肉类、蛋类、洋葱、芥末、葱、蒜、麻醉型饮料、烟草、毒品及所有不新鲜、陈腐的食物。

悦性食物一览

各种谷物及其副产品

大米、小米、小麦、玉米、燕麦、大麦、无蛋面条、
无蛋面包、家常小甜饼等

各种豆类、果仁

大豆、小扁豆、花生、腰果、核桃、杏仁、莲子、
芝麻子、葵花子、豆腐、豆浆等

各种蔬菜

大白菜、黄豆、土豆、番茄、卷心菜、芹菜、茄子、
竹笋、豆角、豆芽、苦瓜、胡萝卜等

奶制品

牛奶、酸牛奶、黄油、乳酪、奶油、酸奶油等

油类

菜油、玉米油、黄油、花生油、芝麻油等植物油

[注]：绝不用猪油等动物油

作料

蜂蜜、糖、柠檬、香菜、花生酱等

\提示/

>> 以上分类是比较严格的，对许多现代人
来说，恐怕难以遵行。其实人类的各种生
理特征都与食果类、食草类动物类似，人
类的天性本来就不是趋向于食肉的，多进
食悦性食物会让我们的身体更为健康。

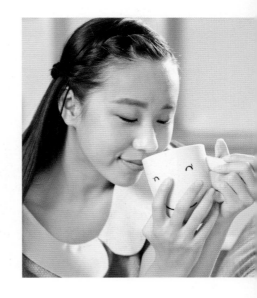

瑜伽减肥饮食法

维护身体健康

细嚼慢咽、睡前两个小时不进食、少量地使用调味料，都是瑜伽减肥饮食法的要点。

吃饭应细嚼慢咽

体重超重者有一个共同点，便是吃饭过快。狼吞虎咽的危害还有很多，所以我们强调细嚼慢咽的重要性。现在的问题是，吃饭的速度应该慢到怎样的程度？咀嚼的速度要根据食物的种类而定，例如吃香蕉比苹果快，吃肉比吃蔬菜慢。在一般情况下，咀嚼速度只有一个原则：一口食物要保证咀嚼 12 次以上，一定要把食物嚼烂再咽下去。细嚼慢咽好处很多，养成这种饮食习惯的人，食量尽管不大，但比那些狼吞虎咽把自己吃得"肚歪儿"的人，更能充分地吸收食物中的养分和热量；并且，细嚼慢咽能使唾液很好地与食物混合在一起，帮助肠胃消化。这样，一个人可以有效地控制食物摄入量，避免了消化不良和长期过量饮食导致的肥胖现象，维护了身体的健康，并充分利用了食物带给我们的热量。

睡前两个小时不要进食

许多人都有吃完东西就躺下来休息的不良习惯，这毛病在晚上吃饭时尤为明显。这样做对身体是非常有害的，会导致腹部肌肉过分紧张。这些人已经睡着时体内的肠胃还在剧烈运动，这样既得不到好的休息，也易造成肠胃伤害，使消化功能长期处于混乱状态。

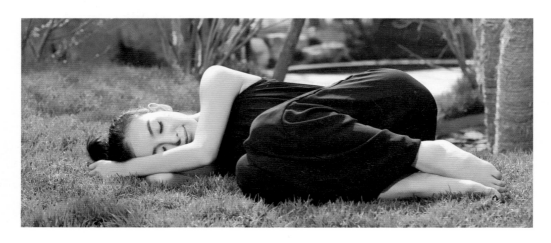

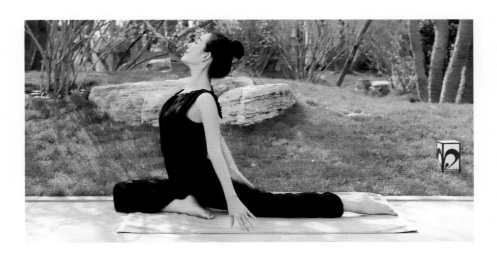

每天摄取充足的水分

瑜伽练习者每天都应喝掉 10~15 杯清水。喝大量的水可以清除体内产生的毒素，保持机体的水分平衡，抑止过早衰老。身体内水分的平衡使我们更加有精力。然而许多人每天都不能饮用足够的水，一些人习惯喝果汁、牛奶和饮料，结果导致多种疾病。充足的水分使得肌体不过分地依靠食物中的油脂，从而使体内脂肪明显减少。

健康饮食小窍门

1．早上起来喝一杯蜂蜜水，或者一杯芹菜汁加蜂蜜水，能迅速补充体内细胞的含氧量，增加体内的能量，清除肠道的毒素。注意蜂蜜水的温度不要超过 80℃，否则蜂蜜的营养会被破坏。

2．粮食应以燕麦和糙米为主。这些食物在体内消耗得慢，能长时间保持人体能量和体力。最好是选用粗一些的、没有经过加工提取的麦片，加一些牛奶喝效果会更好。

3．蔬菜能生吃就生吃，尽量不要去炒。生的蔬菜含有大量钾、钙、镁，这三种成分可让我们精力充沛、心情舒畅。练习瑜伽时我们会出汗，会消耗大量钾元素，新鲜的水果蔬菜含钾量较高，很适合练习者食用。

4．女孩子缺铁，最大的问题就是冬天怕冷，容易手脚冰凉，还会乏力，皮肤没有光泽。因此补铁非常重要。用生的新鲜蔬菜蘸芝麻酱吃、喝红糖水都可以补铁。

5．尽量多吃黑色的食物，如黑芝麻、黑豆、黑米等，多喝黑豆浆能补铁、补肾。

6．晚上喝小米粥可以安神，对睡眠非常有利。喝温牛奶加蜂蜜，对睡眠也非常有益。

瑜伽减肥健康食谱

充分吸收养分和能量

瑜伽修炼者不一定要素食，但是要多吃水果、蔬菜等天然食物，通过调整饮食结构，清除肠胃里沉积的垃圾，减去多余脂肪。

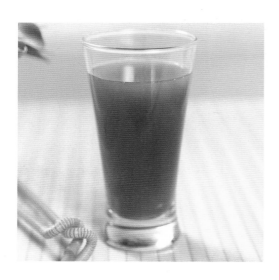

甘苦两味苦瓜汁

材料： 苦瓜 70 克，青紫苏叶 2 片，菠萝 1 个，蜂蜜或柠檬汁适量

做法： 1. 将苦瓜洗净后，带着瓜瓤切块。
2. 将菠萝去皮也同样切块，去掉果心，放入榨汁器中榨汁，滤掉果肉残渣。
3. 将切好的苦瓜、菠萝汁、紫苏叶一同放入搅拌器中混合搅拌大约 10 秒，倒入杯中，再根据个人口味加蜂蜜或柠檬汁调味即可。

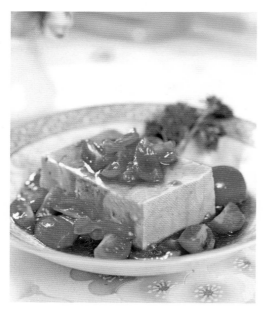

番茄姜汁腌豆腐

材料： 豆腐 2 块，小番茄 10 个，甜醋 2 茶匙，香油 1.5 茶匙，生姜汁 2 茶匙，盐适量

做法： 1. 将小番茄彻底洗净，先用热水烫一下，然后小心地将番茄放到冷水中冷却，再将表皮剥掉。
2. 将生姜汁倒入碗中，然后加点甜醋、香油，将剥皮后的番茄切成 4 等份，一并用勺子搅拌。
3. 将豆腐用水煮一下，或是放入锅中蒸一下，然后将番茄姜汁淋在豆腐上，最后撒点盐即可。

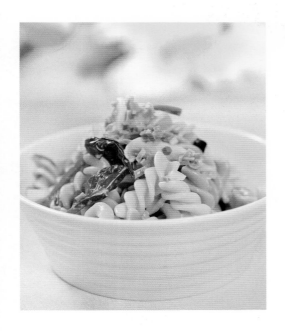

蘑菇菠菜意面

材料： 三色螺旋面 100 克，蘑菇 100 克，菠菜 100 克，火腿片 50 克，洋葱半个，蒜 3 瓣，淡奶油 100 克，盐 8 克，白胡椒粉 2 克，橄榄油适量

做法： 1. 锅中放足量水烧开，加 5 克盐和几滴橄榄油，放入三色螺旋面，按照包装袋上注释的时间煮熟后捞出，沥水备用。
2. 洋葱、蒜、火腿片切成碎，蘑菇切片，菠菜去根切段，备用。
3. 锅热后加入橄榄油，油温后放洋葱末、蒜末炒香，再倒入蘑菇炒软。
4. 倒入淡奶油，再加入适量清水煮开。
5. 下三色螺旋面和菠菜，加适量盐调味，翻炒 1 分钟后撒入火腿末和白胡椒粉，拌匀即可。

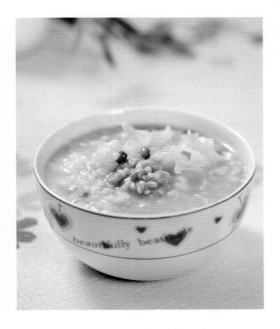

冰糖银耳核桃粥饭

材料： 绿豆、大米、小米、核桃仁、银耳、冰糖各适量

做法： 1. 将核桃仁、银耳各分成两份，一份剁碎，一份撕成大朵，备用。
2. 除了大朵的银耳和一份核桃仁，其他的原料放入锅里，加比平时煮粥略少的清水。
3. 煮 20 分钟至熟后放入剩余的核桃仁和银耳再煮片刻即可出锅。

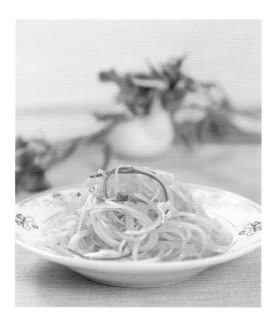

蜂蜜醋凉拌土豆丝

材料： 土豆 1 个，蜂蜜醋 3 大匙，盐 1 小匙，
糖 1 茶匙

做法： 1. 将土豆皮削掉，切成丝，浸泡在水
中约 20 分钟，去掉多余淀粉。

2. 将土豆丝放入沸水中焯烫，再捞起
放入凉开水置凉，备用。

3. 将捞起的土豆丝沥干，然后加入蜂
蜜醋、盐、糖，拌匀后加一层保鲜膜
放入冰箱冷藏，食时取出。

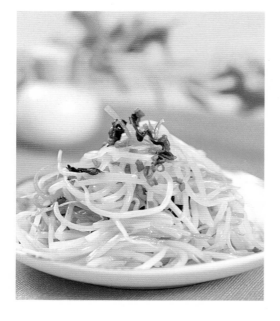

彩绘银芽

材料： 黑木耳、红萝卜、豆芽菜、青葱、盐
各适量

做法： 1. 将红萝卜切丝，在油烧热后，入锅
翻炒均匀。

2. 再将豆芽菜与黑木耳丝放入锅中一
起翻炒。

3. 最后加盐调味，撒上青葱即可食用。

常见问题 答疑解惑

掌握下面的要点对练习瑜伽至关重要，有助于正确进行呼吸与冥想，使体位更到位，从而达到瑜伽练习的预期效果，并避免练习时的不适或受伤。

1. 瑜伽动作做不到位会有效果吗？

每个人的关节都有一定运动范围，练习时间也长短不同，但这都不影响练习效果。练瑜伽可以锻炼到平时很少用到的肌肉，扩大身体运动范围，只要坚持练习，初期做不到位的动作也会逐渐完成。

2. 练瑜伽时为什么总是气喘吁吁？

初学者由于身体柔软度不够，身体多少会有些僵硬，做动作时身体无法保持平衡，容易紧张，呼吸也不顺畅。这时要注意调整好呼吸，关注呼吸与放松，不要把注意力放在动作上，经过一段时间的持续练习情况就会有所改善。

3. 瑜伽必须每天都练习吗？

平时缺乏运动的人如果每天都练瑜伽会感觉困难。刚开始可以隔一天练一次，选择一些简单的动作进行阶段性练习。这样能更顺畅地熟悉体位与呼吸，更好地体会身体的微妙变化，从而达到渐入佳境的练习效果。

4. 练瑜伽时身体会发出一些声音，这正常吗？

练瑜伽时身体发出声音有多种原因：关节偶尔发出"咔咔"声，只要没有不能缓解的疼痛就没有关系；肚子发出"咕噜"声，这是按摩、挤压内脏的结果，属于正常现象。

5. 练瑜伽可以缓解腰部疾病吗？

练瑜伽能提高肌肉柔韧性、强健筋骨、增强身体抵抗力、强化内脏功能。瑜伽是柔和的运动，消耗能量少，肌肉疲劳程度和伤害性小，不会对腰部产生过多负担。相比激烈的运动，瑜伽可以更安全地缓解腰部疾病。

6. 患有风湿性关节炎可以练瑜伽吗？

通过活动关节来消除肌肉僵硬，防止关节变形，就可以改善风湿性关节炎，并缓解关节疼痛。但是不要勉强自己做动作，要在身心能接受的范围内逐渐让身体适应。

7. 练瑜伽会有运动伤害吗？

做任何运动都有受伤的风险。瑜伽动作讲究舒缓，只要练习前做好热身，不操之过急，就可以避免受伤。拉伤筋骨时应马上冰敷，可以防止局部炎症的加重，起到消肿作用。

中国国际太极 · 瑜伽大会
China International TaiJi · Yoga Conference

【大会介绍】

中国国际太极·瑜伽大会由中国印度友好协会主办，是得到官方认证许可的国际性"太极·瑜伽"领域大会。

2007年至今，大会（原名称：中国国际瑜伽大会）已经成功举办10届，涵盖中印太极 & 瑜伽文化交流、世界其他国家太极 & 瑜伽流派交流、太极 & 瑜伽产品互动展示、健康慈善公益活动、中国瑜伽体位大赛等系列活动。大会旨在通过多元的健康文化活动推动中国与世界各国，特别是中国与印度的文化交流。

2016年，为了更好地推动中国与世界各国的文化交流，特别是中国太极与印度瑜伽的文化交流，第十届中国国际瑜伽大会正式更名为"中国国际太极·瑜伽大会"。大会主题是"世界因瑜伽而连接，因太极而共存"，这更是契合了当今中国提出的"一带一路"战略，用中国太极思想与印度瑜伽内涵向世界阐述和平共存发展的东方哲学智慧。大会将太极思想与瑜伽文化有机地融合，将涵盖中国与印度几千年文明的璀璨精华带给世界各国人民，这必将为世界人民友好和平发展增添助力。愿太极·瑜伽文化在世界舞台上广为传播！

中国国际太极·瑜伽大会在中国21个省、5个自治区、2个直辖市，以及美国、加拿大、新加坡、印度等国家均设有分会，各地秘书长合计近200人。各分会全年开展活动累计覆盖人数达百万。为了更好地阐释太极文化、科学规范地发展中国瑜伽产业、向世界传播东方的哲学智慧，现中国国际太极·瑜伽大会组委会面向社会各界公开招募，欢迎有实力的组织、机构或个人加入大会平台，共谋发展。

【联系方式】

大会网站：www.yogachina.org

大会官方订阅号

大会官方服务号

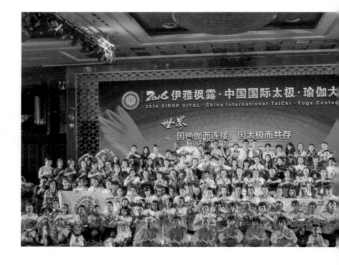

为了让您能够更加直观明了地学习瑜伽，掌握准确的瑜伽动作，我们特别邀请蝉舟瑜伽资深瑜伽老师张香怡拍摄了演示视频。视频选取了对减脂瘦身非常有效的一整套动作，让您随时随地都能上一堂专业的瑜伽课。坚持练习，您的身体就会有很大的变化。

您可以用图书附赠的光盘观看，也可以直接扫描二维码观看。

扫一扫，看瑜伽视频

下面是该视频的目录：

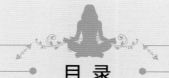

目 录